舌尖上的养生智慧系列图书

儿童

如何食养

舌尖上的
养育健康指南

陈青 阳涛 兰春 —— 主编

U0784058

CSK 湖南科学技术出版社·长沙

编 者 名 单

主 审

张 涤

主 编

陈 青 阳 涛 兰 春

副主编

朱沁泉 李 英 王卓雅 焦珞珈

编 委

吴秀丽	吴 吉	欧阳磊	谭甘露	廖艳红	张思齐	周波江	彭冬兰
胡叶青	詹思瑶	杨 颖	余 静	胡春辉	郭 城	贾 庆	蓝相洲
李铃佳	吴泠钰	王适为	宁彩红	岳子瑶	杨钰琼	何芳颐	贺叶梅
谭小飞	王如梦	张 琼	王 倩	刘 琴	袁 星	张洪波	李淳俪
范芷霖	聂婷瑶	刘润晗	丁浩然	徐荣华			

秘 书

吴 吉

中华饮食文化源远流长，食疗智慧自古便是护佑生命的重要法门。回溯典籍，《千金要方》专述"食疗"，《食疗本草》详析"食性"，至宋代《小儿药证直诀》更开儿科调养之先河。古人以食为药，以养代医，其智慧至今仍为后世圭臬。

今时今日，儿童健康关乎家国未来，然而随着社会经济发展，物质生活极大丰富，儿童营养失衡、发育类疾病却呈明显上升趋势，肥胖、性早熟等病症屡见不鲜，更兼过度进补、精细喂养等传统误区交织，致使小儿体质多受偏食、积滞、过敏等问题困扰。如何以传统智慧为根基，融汇当代科学，为儿童体质辨虚实、调平衡，实为当务之急。陈青教授团队深研此道，以中医儿科理论为纲，结合现代营养学之要，倾力编纂《儿童如何食养》，可谓恰逢其时。

是书立足四大要义：一曰"辨体"，依儿童"三不足两有余"之生理特点，细分儿童体质类型，详述痰湿、气虚、过敏等常见偏颇体质的食养法则；二曰"顺时"，紧扣二十四节气更迭，解析春生助长、夏清暑湿、秋润燥邪、冬藏元阳的调摄之道；三曰"养习"，从饮食结构、作息规律、情志疏导、运动强基四维切入，倡导家庭共育的食养模式；四曰"调疾"，结合儿童不同疾病的药膳调理，提供针对性的食疗方案，以期达到预防和辅助治疗的

1

效果。书中精选八十余例药膳方剂，既传承古方精髓，又兼顾童稚口味，如山楂麦芽消食粥消食化积、地麦粥宁心安神，皆配以彩绘图解，化繁为简，令家长易学易用。

值此付梓之际，谨以数语为序。愿天下儿童得食养之惠，健康成长；愿中医智慧薪传不息，光耀寰宇。

湖南中医药大学第一附属医院

儿童医学中心主任

张涛.

2025 年 4 月 27 日

　　儿童时期是人一生中生长发育最为关键的阶段，其健康状况直接影响到成年后的生活质量。随着社会经济的快速发展和生活方式的转变，儿童面临的健康问题也日益多样化和复杂化。党和国家高度重视儿童健康，《"健康中国2030"规划纲要》提出，要普及健康生活方式，引导合理膳食，充分发挥中医药的独特优势，实施中医药治未病健康工程，将中医药优势与健康管理结合，实现中医药健康养生文化创造性转化、创新性发展。

　　《黄帝内经》云："五谷为养，五果为助，五畜为益，五菜为充。"饮食是人类生存必不可少的条件，是维持机体正常生长发育，保证各项生命活动不可缺少的条件。合理的饮食及均衡的营养是儿童健康成长的前提与重要保障。在日常生活中，儿童可以通过适当摄入食物来补益精气，改善脏腑功能，平衡阴阳状态，从而实现健康成长。

　　本书结合儿童的生长发育阶段特点，介绍了如何对儿童进行评估，阐述了儿童常见疾病的病因，探讨了不同年龄阶段的营养需求；通过讲解儿童体质辨识方法，介绍了不同体质的食疗与禁忌；为小儿应对四季变换，提供了相应的药膳调理方法；

针对生长迟缓、肥胖症等常见生长发育问题，感冒发热、咳嗽、哮喘等常见疾病，以及肾病综合征、血小板减少等特殊疾病，均提供了相应的药膳调理方案，做到了因人因时制宜，方法简单、效果较好。

中医药膳是中华文化的瑰宝，集中药与美食于一体，既关注药物防病治病的药理特性，又注重食物的色、香、味、形，各食疗方均介绍了制作及食用要点，简单易学。药借食力，食助药威，本书能帮助家长更好地管理儿童健康，提升生活质量，切实提高儿童健康水平。

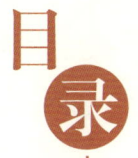

目录

1

第六章　儿童常见疾病的药膳调理

第七章　儿童特殊疾病的药膳调理

附录

第一章

儿童生长发育特点

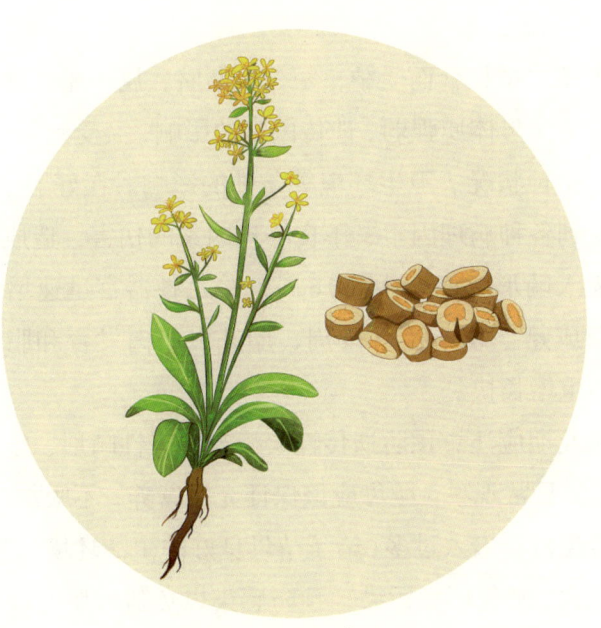

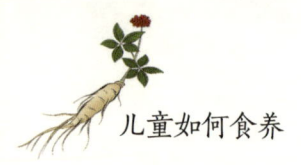

第一节　儿童生长发育的阶段划分及特点

儿童的生命始终处在动态、连续变化的过程中，不同年龄段的儿童在形体、生理、病理等方面各有不同。根据儿童各阶段的特点，按年龄可分为胎儿期、新生儿期、婴儿期、幼儿期、学龄前期、学龄期、青春期等七个阶段，各期的养育、保健、疾病防治均有不同，现分述如下。

一、胎儿期

生殖之精相合而受孕，至分娩断脐，属于胎儿期。这一时期既受到父母体质强弱、遗传因素的影响，又受到孕母的营养、心理、精神状况、卫生环境等条件的影响。在妊娠早期12周，最易受到各种病理因素、不良心理因素的伤害，造成流产、死胎或先天畸形。妊娠中期16周，胎儿各器官迅速增长，功能也逐渐成熟。妊娠后期12周，胎儿以肌肉发育和脂肪积累为主，体重增长快。

胎儿期应注意预防遗传性疾病与先天性畸形，定期产前检查，加强日常观察，孕母应该保证充足营养，不吸烟、不喝酒，同时避免营养摄入过多；给予孕母良好的生活环境，劳逸结合，减少压力；避免环境污染，预防感染以免造成胎儿畸形及宫内发育不良，降低对即将出生的新生儿的负面影响。

二、新生儿期

出生至满28天，称为新生儿期。刚刚脱离母体而开始独立生存的新生儿极易受到损伤，故发病率高，常有产伤、感染、窒息、出血、溶血等疾病发生。父母应按时完成新生儿疾病筛查、听力筛查、髋关节发育不良以及先天性心脏病的早期筛查，才能降低其发病率和死亡率。

新生儿应接种卡介苗和乙型肝炎疫苗，着棉制的宽松衣物，每天洗澡保持皮肤清洁，注意脐部护理和臀部护理，预防感染，臀部清洁后及时给予疏水的护臀膏，避免臀部皮肤糜烂、感染。新生儿睡眠建议采用仰卧位睡姿，防止窒息。父母应多与新生儿交流，尽量避免过多的外来人员接触。尽早吸吮母乳，注意调节温度，增减衣被。尤其是冬春季节，要积极保暖，避免受寒，室温保持在 20～22℃左右，湿度以 55% 为宜，保持体温正常恒定。

三、婴儿期

出生 28 天后至 1 周岁为婴儿期，这个时期的特点是生长发育特别迅速。1 周岁与初生时相比，小儿体重增至 3 倍，身长增至 1.5 倍，头围增大 1/3 左右，需大量营养素以满足其生长的需要。

婴儿期宝宝机体发育快，营养需求高，处于乳类喂养并逐渐添加辅食的阶段，易发生消化紊乱、营养缺乏性疾病和各种传染病，应提倡母乳喂养，及时添加辅食，按时预防接种疫苗。无论是母乳喂养还是人工喂养，婴儿出生数天后，即可给予 400 IU/d 的维生素 D 补充剂，并推荐长期补充；母乳及配方

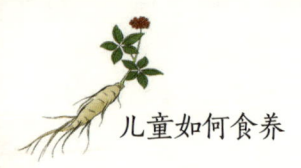

奶中的钙足以满足其需要，不必额外补充。日常生活中父母要减少对婴儿的长期怀抱，并利用色彩鲜艳、有声的玩具促进婴儿的视听觉发育和各种运动能力的发展。

四、幼儿期

自1周岁至满3周岁之前为幼儿期。这一时期小儿体格增长速度较前减慢，但功能方面的发育加快，接触周围事物的机会增多，学会了走路，智力发育迅速，语言、思维、感知和运动的能力增强。随着20颗乳牙逐渐出齐，幼儿咀嚼能力增强，进入断乳后食物品种转换的过渡阶段，因消化功能仍不完善，而营养需求量又相对较高，故容易发生各种脾系病证。

幼儿期的小儿活动范围增加，传染病发病率增高，应定期预防接种疫苗。断乳后食物品种的转换过渡阶段中，家长要注意提供营养均衡的膳食，维持正常的生长发育，也需要培养孩子良好的进食行为和生活习惯。同时家长也要注意小孩的安全防护，有针对性地做好幼儿期保健工作。

五、学龄前期

自3周岁至6~7周岁入小学前为学龄前期，也称幼童期。这一时期的小儿体格生长速度减慢而智能渐趋完善，是小儿性格特点形成的关键时期，也是智能开发的最佳年龄段。

学龄前期的小儿应加强思想品德教育和安全意识教育，针对性开展早期教育，培养好习惯，重视正确书写姿势的培养，保护好视力。同时还要注意饮食均衡营养，保障乳类和优质蛋白（优质蛋白的比例占总蛋白的1/2）的摄入，养成良好的饮食习惯，并注意口腔卫生，保护牙齿。

六、学龄期

自入小学（6～7周岁）到青春期前为学龄期。这一时期小儿体格仍稳步增长，乳牙换为恒牙，智能发育更成熟，自控、理解分析、综合等能力均进一步增强，已能适应学校、社会的环境。

学龄期儿童身体处在新的生长发育阶段，应注意培养良好的学习习惯，加强素质教育，引导积极的体育锻炼，使他们德智体三方面均衡发展。日常生活中应注意饮食营养均衡，睡眠充足，加强体育锻炼，防治龋齿，保护视力，保持身心健康。

七、青春期

青春期年龄范围一般为10～19周岁。这一时期孩子体格生长迅速，生殖系统发育逐渐成熟。近几十年来，小儿进入青春期的平均年龄有提早的趋势。

青春期儿童的矿物质，如钙的需求量大于其他阶段，各种维生素的需求亦增加，此时期是人生观和世界观形成的关键期。生殖系统迅速发育成熟是本期的突出特点，此期女孩乳房隆起、月经来潮，男孩喉结显现、变音、长胡须、遗精等。应合理进行生理、心理卫生和性知识教育，培养孩子良好的道德情操，树立正确的人生观。

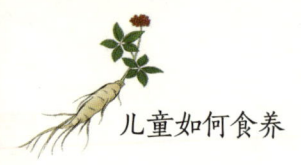

第二节　儿童生长发育的评估

　　生长和发育是儿童不同于成人的重要特点，主要包括体格生长和智能发育两个方面。这是一个连续不断的过程，呈阶段性、顺序性，具有个体差异性，各系统、器官的发育速度也不平衡。掌握小儿生长发育的知识，对于儿童保健、疾病防治、护理等方面均具有重要意义。

　　一、体格生长

　　小儿体格生长，是通过对大规模实际测量的数据进行统计得出的，可用于判断儿童生长发育水平。

　　（一）体重

　　出生时体重约为 3 kg，第一年内前 3 个月体重的增加值约等于后 9 个月内体重的增加值，可用以下公式推算小儿体重：

　　3～12 个月体重（kg）=［年龄（月）+9］/2

　　1～6 岁体重（kg）= 年龄（岁）×2+8

　　7～12 岁体重（kg）=［年龄（岁）×7-5］/2

　　（二）身高（长）

　　出生时身高（长）平均为 50 cm，生后第一年增长约 25 cm，其中前 3 个月增长约 12 cm；第二年约 10 cm。2 周岁后青春期身高（长）增长平稳，每年约为 7 cm。2 周岁后至 10 周岁儿童的身高可用以下公式推算：

　　2～6 岁身高 = 年龄（岁）×7+75

7～10岁身高＝年龄（岁）×6＋80

进入青春期，身高增长出现第二个高峰，持续2～3年，其增长速率约为学龄期的2倍。

（三）骨化中心

腕部于出生时无骨化中心，其出生后的出现次序为：头状骨、钩骨、下桡骨骨骺、三角骨、月骨、大小多角骨、舟骨、下尺骨骨骺、豆状骨。10岁时共出10个骨化中心，1～9岁腕部骨化中心的数目大约为其年龄（岁）加1。骨龄是一个独立的生长指标，动态观察骨龄变化对评价个体生长态势及儿童内分泌疾病疗效有重要意义。

（四）牙齿

人一生有两副牙齿，即乳牙（20颗）和恒牙（32颗）。生后4～10个月乳牙开始萌出，12个月后未萌出者为乳牙萌出延迟。乳牙在2～2.5岁出齐，6岁左右开始萌出第1颗恒牙即第一恒磨牙，自7～8岁开始，乳牙按萌出先后逐个脱落，代之以恒牙。2岁以内乳牙颗数可用以下公式推算：

乳牙数＝月龄－4（或6）

二、智能发育

智能发育是反映小儿发育正常与否的重要指征，包括感知、运动、语言、性格等方面。

（一）感知发育

新生儿出生后对光感已有反应，能看见15～20 cm以内的

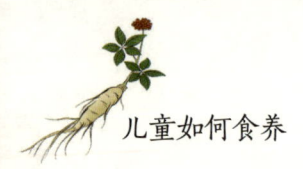
物体，2～3个月时出现头眼的协调运动，4～5个月时开始认识母亲的面容，初步分辨颜色。3～7天时听力已相当好，3个月时可将头转向声源；6个月时能区别父母声音，对母亲的语言有明显的反应；1岁时听懂自己的名字；4岁时听觉发育完善。新生儿对甜、酸、苦即有不同反应，4～5个月时对食物的微小改变很敏感。小儿的嗅觉发育较慢，6个月以后才能分辨香臭。新生儿的触觉很灵敏，眼、口、手掌、足底等部位，触之即有反应，3个月时已能区分较细微的水温差别。小儿5～6个月时已有手眼协调动作，1岁末时开始有时间和空间知觉，3岁时能辨上下，4岁时辨前后，5岁时辨自身左右，4～5岁时开始有时间概念。

（二）运动发育

1.粗运动

新生儿仅有反射性活动（如吸吮、吞咽等）和不自主的活动，1个月小儿睡醒后常做欠伸动作，2个月时能勉强抬头，4个月时可用手撑起上半身，6个月时能独坐片刻，8个月时会爬，10个月时可扶走，12个月时能独走，18个月时可跑步和倒退行走，24个月时可双足并跳，36个月时会骑三轮车。

2.精细运动

新生儿时双手握拳；3～4个月时可自行玩手、抓东西；5个月时眼与手的动作取得协调；6～7个月时出现换手与捏、敲等动作；9～10个月时可用拇、示指拾东西；12～15个月时学会用匙，乱涂画；18个月时能摆放2～3块方积木；2岁时会粗略地翻书页；3岁时会穿简单的衣服。

（三）语言发育

语言发育分为四个阶段：①发音阶段：新生儿会用哭声表达饥饿或疼痛，没有其他发音；2个月时能发出和谐喉音；3个月发出喃喃之声。②咿呀作语阶段：5～6个月时会发出单调音节；7～8个月时会发复音，如"爸爸""妈妈"等，并可重复大人所发简单音节。③单语单句阶段：1岁以后能说日常生活用语，如吃、睡、走等；15个月时能说出自己名字；18个月时能讲单句，能用语言表达自己的要求，如喝奶。④成语阶段：2岁后能简单交谈，4～5岁时能用完整的语言表达自己的意思，7岁以上能较好掌握语言。

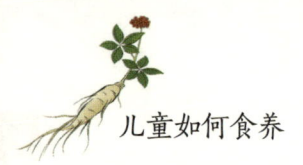

第三节　不同年龄阶段儿童常见疾病及病因

　　儿童与成人的差异不仅仅是体格上的大小。儿童的各个发育阶段，不仅在解剖、生理、免疫、病理等方面具有相应的特点，并且在疾病的发病、病因及临床表现等方面均有明显的差异。差异多与先天禀赋及与胎产护理有关，还突出表现在肺、脾、肾以及传染病等方面。

　　一、胎儿期

　　胎儿在母亲腹中，与孕母同呼吸、共安危，孕母的体质、营养、用药、起居、环境、情绪等因素，均会影响胎儿的生长发育。在妊娠期的前2个月，胎儿身体的主要部分（胳膊、腿、手、脚、肝脏、心脏、生殖器、眼睛以及大脑）刚刚开始形成。香烟、酒精会影响胎儿的发育，甚至会造成先天性异常，如吸烟可能导致体重偏低，饮酒会增加胎儿酒精综合征的发生风险，导致新生儿出生缺陷、出生体重不足和智力低下，还会增大孕妇流产和早产的概率。妊娠早期的病毒性感染可导致胎儿先天性畸形。妊娠期严重营养不良可引起流产、早产和胎儿体格生长以及脑的发育迟缓，营养摄入过多会导致胎儿体重过重，影响分娩和儿童期甚至成年后的健康。其他因素如药物、X线照射、环境中毒和精神创伤均可影响胎儿的发育。

　　二、新生儿期

　　新生儿生活环境发生改变，发病率高，死亡率高，病种也与其他年龄段的小儿有诸多不同。先天性畸形、产伤、窒息、感染、早产和宫内生长发育障碍等病症较多见。疾病、病因多种多样：新生儿无法有效处理血液中的胆红素，从而引起黄疸；早产儿由于肺部缺乏表面活性物质，出现呼吸窘迫综合征；新生儿免疫系统较弱，容易受到细菌、病毒等病原体的侵袭，常见有败血症、肺炎、脑膜炎等；新生儿体温调节中枢发育不完善，容易发生体温过低或过高；脐带护理不当，可能会发生局部感染，严重时可引发全身性感染；糖尿病母亲的新生儿更容易出现低血糖的情况。

三、婴儿期

婴儿期的孩子免疫系统相对较弱，容易受到侵袭。空气中的飞沫可以传播病毒或细菌进而引起包括普通感冒、肺炎在内的呼吸道感染。婴儿的消化系统尚未完全发育，容易受到食物污染或病毒感染的影响而出现消化系统疾病，如腹泻、呕吐等。婴儿皮肤比较娇嫩，容易受到刺激物或过敏原的影响出现皮肤疾病，如尿布疹、湿疹等。婴儿咽鼓管较短且位置较为水平，细菌或病毒更容易从咽喉部位进入中耳，引发感染。婴儿还可能因为对某些食物、药物或环境因素存在过敏反应，表现为皮疹、呼吸困难等症状。同时，鹅口疮、出牙期间的轻微发热和不适也常见于婴儿时期。

四、幼儿期

幼儿期，儿童活动范围扩大，更容易接触到各种致病因素，

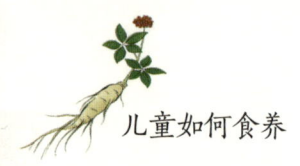

患感染性疾病的机会增加。病毒（如流感病毒、腺病毒）可通过空气、飞沫传播引起上呼吸道感染，如感冒、喉炎、扁桃体炎等，还易继发中耳感染，这些病毒或细菌也可引起下呼吸道感染，包括支气管炎、肺炎等。食物污染、不良的手卫生可感染病毒（如轮状病毒）、细菌或寄生虫，引起胃肠炎，常表现为腹泻、呕吐。幼儿运动量大，热、汗液刺激或衣物摩擦等因素可导致湿疹、痱子、接触性皮炎等皮肤疾病。不良的口腔卫生习惯可导致龋齿，也可导致寄生虫感染。本期儿童安全意识尚未建立，意外伤害也容易发生。

五、学龄前期

学龄前期儿童社交活动增多，开始接触更多的外部环境，容易造成交叉感染，病毒（如流感病毒、腺病毒）或细菌可引起呼吸道感染，如普通感冒、流感、咽炎、扁桃体炎等疾病。同时耳鼻喉疾病如中耳炎、鼻窦炎等开始出现，中耳炎通常继发于上呼吸道感染，鼻窦炎则可能继发于感冒或过敏性鼻炎，反复的耳、鼻、咽喉部位又易导致腺样体肥大、鼾症的发生。遗传因素、环境刺激或食物过敏等因素可使湿疹、荨麻疹和过敏性皮疹更为常见，而过敏性皮疹及鼻炎又是哮喘的高危因素。胃肠疾病通常由诸如病毒、轮状病毒、细菌或寄生虫引起，多与不良的饮食卫生习惯有关。夏季结膜炎（俗称"红眼病"）也容易在集体环境中传播。龋齿、牙龈炎可持续发生，多与口腔卫生习惯相关。意外伤害如跌倒、碰撞、烧伤、溺水的发生率明显增加。心理行为问题如注意缺陷多动障碍、焦虑症等开始显现，可能与家庭环境、教育方式等因素有关。

六、学龄期

进入学龄期的儿童在学校等人群密集的环境中，易因飞沫传播被呼吸道病毒感染（如流感病毒、冠状病毒）或细菌感染。细菌（如沙门氏菌）、寄生虫、不良的饮食卫生习惯以及食用了受污染的食物可导致肠胃炎和食物中毒。受到遗传因素、环境刺激、食物过敏或青春期激素水平变化的影响，皮肤疾病如湿疹、荨麻疹、痤疮等也常见。长时间使用电子设备、不正确的阅读姿势、缺乏户外活动等因素都可能导致视力问题，出现近视、远视、散光等。学习负担过重、家庭环境、同伴关系等因素导致心理行为问题凸显，出现学习压力大、情绪问题等。其他一些免疫性疾病如哮喘、风湿热、过敏性紫癜、肾病综合征等在这一时期的发病率也较高。

七、青春期

青春期是儿童向成人过渡的重要阶段，心理健康问题如抑郁、焦虑、进食障碍、行为问题日益突出，这与学业压力、人际关系、家庭矛盾、对未来的担忧、对身体形象不满意等因素有关。内分泌和代谢问题可能导致青春痘、月经不调和肥胖问题。青春期孩子快速生长，部分青少年可能出现腿部疼痛。缺乏正确的性教育也可能会导致意外怀孕和性传播疾病。其他疾病如甲状腺肿、乳腺发育不良等发病率也较高。

第二章

儿童营养食疗方法

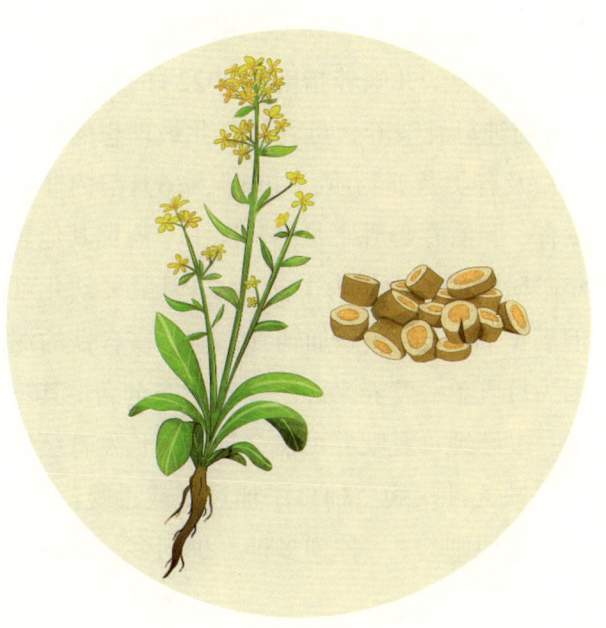

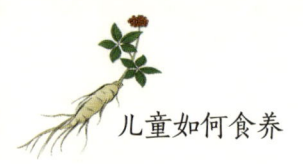
第一节　不同年龄阶段的营养需求

一、0～3岁婴幼儿营养需求

婴儿时期以母乳或配方奶为主要营养来源，随着月龄增长逐步引入辅食。婴儿期机体发育快，营养需求高，但脾胃运化能力弱，不应过于进补。随着乳牙萌出，幼儿的咀嚼能力逐渐提高，处于断乳后食物品种转换的过渡阶段，若辅食添加不当、喂养不当、膳食失调，则容易发生积滞、厌食等脾系病证。

根据《中国婴幼儿喂养指南》（2022）的要求，应按需尽量坚持6月龄内纯母乳喂养，母乳是婴儿最理想的食物，其含有充足的能量及各类营养物质，能够保障6月龄内婴儿进行正常的生长发育。只有在母乳不足的情况下才添加其他乳制品，一般以该年龄阶段的配方奶为主。7～24月龄婴幼儿可继续母乳喂养，但满6月龄起必须添加辅食，应从富含铁的泥糊状食物开始，因为母乳单一营养来源已经不能完全满足其正常生长发育的需求，继续纯母乳喂养可能会导致生长发育缓慢或缺铁性贫血等营养缺乏性疾病。辅食添加过早或过晚都会影响健康，其添加的基本原则为"一种到多种、少到多、细到粗、单独制作和按需喂养"。

二、学龄前期儿童营养需求

学龄前期儿童的身体和心智都处在快速而微妙的变化之中，在营养膳食方面，其接触的食物种类不仅应逐渐增加，还应注意培养他们平衡膳食、定时就餐、适度适量等良好的膳食习惯，同时加强体育锻炼，以维持身体健康。

推荐学龄前期儿童总能量供给范围是 1 200～1 600 kcal/d（1 kcal=4 184 J），其中男孩稍高于女孩。

（一）学龄前期儿童的宏量营养素需求

1.蛋白质

学龄前期儿童蛋白质参考摄入量为30～35 g/d，蛋白质供能为总能量的14%～15%，其中来源于动物性食物的蛋白质应占50%。

2.脂肪

学龄前期儿童每日每千克体重需总脂肪约4～6 g，其膳食脂肪供能比高于成人，占总能量的30%～35%。此外，应注意亚油酸供能不能低于总能量的3%，亚麻酸供能不低于总能量的0.5%。

3.碳水化合物

学龄前期儿童的膳食基本完成了从以奶和奶制品为主到以谷类为主的过渡。每日每千克体重约需碳水化合物15 g，约为总能量的50%～60%。

4.膳食纤维

适量的膳食纤维是学龄前期儿童肠道所必需的，但过量的膳食纤维易在肠道内膨胀，引起胃肠胀气、不适或腹泻，影响食欲和营养素的吸收，美国对于2岁以上幼儿膳食纤维的每日

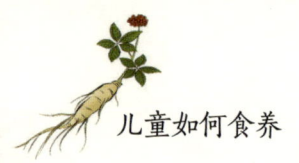

最低推荐量为（年龄+5）g。

（二）学龄前期儿童的矿物质和微量营养素需求

1.矿物质

（1）钙　钙的推荐摄入量为800 mg/d，可耐受最高摄入量为2 000 mg/d。建议每日应摄入300～600 mL的奶。

（2）磷　一般不会由于膳食原因引起营养性磷缺乏，只有在一些特殊情况下会出现，如早产儿若仅喂以母乳，不能满足早产儿骨磷沉积的需要，可发生磷缺乏，出现佝偻病等骨骼异常。

（3）铁　铁的推荐摄入量为10 mg/d，动物性食物中的血红素铁具有较高的吸收率，通常在10%以上，富含维生素C的食物可以有效促进铁的吸收。

（4）碘　碘的推荐摄入量为90 μg/d。为减少因碘缺乏而导致的儿童生长发育障碍，需每日保证摄入一定量的碘。

（5）锌　锌的推荐摄入量为5.5 mg/d。

2.维生素

维生素在人体生长、代谢、发育过程中发挥着重要作用，当某种维生素供给不足时，机体就会出现相应的缺乏症，从而影响儿童的身体健康。3～6岁学龄前期儿童维生素A的推荐摄入量为360 μgRAE/d，维生素B_1的推荐摄入量为0.8 mg/d，维生素B_2的推荐摄入量为0.7 mg/d，维生素C的推荐摄入量为50 mg/d。

三、学龄期儿童营养需求

学龄期儿童生长发育迅速，学龄期末的儿童除了生殖系统以外，其他器官、系统均已接近成人水平。

（一）学龄期儿童的宏量营养素需求

1.能量

学龄期男孩的能量需求为 1 400 ~ 2 050 kcal/d，学龄期女孩的能量需求为 1 250 ~ 1 800 kcal/d。每增加1岁，推荐能量摄入增加 100 ~ 150 kcal/d。

2.蛋白质

学龄期儿童蛋白质的推荐摄入量为男孩 35 ~ 60 g/d，女孩 35 ~ 55 g/d。日常单独摄入谷类蛋白质是不合理的，应注意蛋白质的相互补充作用，适当提供动物性蛋白质。

3.碳水化合物

学龄期儿童每日应摄入谷类 150 ~ 250 g，其中包含全谷物和杂豆类 30 ~ 70 g；每日应摄入薯类 25 ~ 50 g。

4.脂类

学龄期儿童每日的烹调油摄入量为 20 ~ 30 g。

（二）学龄期儿童的矿物质和微量营养素需求

1.矿物质

（1）钙　学龄期儿童钙的推荐摄入量为 1 000 ~ 1 200 mg/d。

（2）磷　学龄期儿童磷的推荐摄入量为 470 ~ 640 mg/d。

（3）铁　学龄期儿童铁的推荐摄入量为 13 mg/d。女孩月经

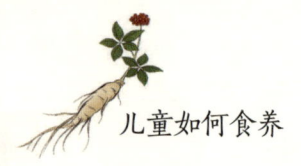

期铁损失平均每日为1.4 mg，供应量应适当增加，可在推荐摄入量基础上适当增加3 mg/d。

（4）碘　我国学龄期儿童膳食碘的推荐摄入量为90～110 μg/d。

（5）锌　我国学龄期儿童膳食锌的推荐摄入量为男孩7～8.5 mg/d，女孩略少，为7～7.5 mg/d。

（6）硒　我国学龄期儿童硒的推荐摄入量为6～10岁7 mg/d，11～12岁男孩为10 mg/d、女孩为9 mg/d。

2.维生素

根据《中国学龄儿童膳食指南（2022）》，7～10岁学龄期儿童每日应摄入蔬菜300 g以上、水果150～200 g，11～13岁学龄期儿童每日应摄入蔬菜400～450 g、水果200～300 g。

四、青春期营养需求

青春期是从儿童向成人过渡的时期，应充分重视青少年营养，其对各种营养素的需求均高于成人。

1.蛋白质

根据世界卫生组织推荐，青少年每日的蛋白质摄入量应为其总能量的10～15%。依据个体体重差异，男孩每日需要约0.85 g/kg的蛋白质，女孩为0.75 g/kg。

2.热能

青春期所需的热能比成年人多10%～25%，青少年的热能来源主要包括碳水化合物、蛋白质和脂肪。其中，碳水化合物是最主要的能量来源，应占总能量的50%～65%；蛋白质应占总能量的10%~20%；脂肪应占总能量的20%~30%。

3.钙

青春期学生钙的推荐摄入量为1 000~1 200 mg/d。

4.铁

《中国居民膳食指南（2022）》建议：男孩，11~14岁建议摄入12 mg/d，15~17岁建议摄入15 mg/d；女孩，11~14岁建议摄入18 mg/d，15~17岁建议摄入20 mg/d（因青春期月经失血影响）。

5.碘

我国11~13岁青少年碘的推荐摄入量为110~120 μg/d。

6.锌

《中国居民膳食营养素参考摄入量》（2023版）中针对15岁左右青春期男、女锌的推荐摄入量分别为11.5 mg/d和8.0 mg/d。

7.膳食纤维

青少年时期对膳食纤维的需求十分重要。现代青少年由于偏好精制食品和快餐，膳食纤维摄入普遍不足，因此应该特别注意在日常饮食中适当增加高纤维食物的比例。青少年在增加膳食纤维摄入时要循序渐进，同时补充足够的水分，这样才能发挥膳食纤维的最佳功效。

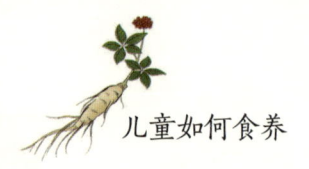

第二节 儿童食疗的必要性

儿童时期是人体生长发育的关键阶段，各个器官系统都在不断完善，这个阶段的营养供给会直接影响骨骼发育、智力发展、免疫功能等多个方面，甚至会影响到成年后的身体健康状况。科学的食疗方案，可以确保儿童获得均衡而充足的营养，还能预防和辅助治疗多种常见疾病，促进儿童的身体健康发展，因此运用食疗的方法来调节儿童的营养状况显得尤为重要。

食疗具有安全、经济、可持续的特点，与药物治疗相比，食疗的副作用较小，更适合儿童长期坚持。合理搭配各类食材可以预防多种营养缺乏症，同时避免营养过剩。在疾病预防方面，合理的食疗可以增强儿童的免疫力，减少疾病的发生，特别是对于一些常见的营养相关疾病，如偏食、挑食、贫血、佝偻病等。一些慢性疾病如过敏性疾病、消化系统疾病等，通过食疗调整膳食结构，可以减轻症状，促进康复。此外，儿童时期是膳食习惯形成的重要时期，科学的食疗不仅能够改善当前的营养状况，还能帮助儿童培养健康的膳食习惯，为终身健康奠定基础。

从心理学角度来看，食疗也具有重要意义。良好的膳食习惯不仅影响身体健康，还影响儿童的心理健康。食疗可以培养儿童对健康食物的兴趣，建立积极的膳食态度，调节心理情绪。

家长通过食疗与儿童进行互动，可以增进亲子关系，培养儿童的自主意识和责任感。此外，科学的食疗还能帮助预防和改善一些与膳食相关的心理问题，如厌食、暴食等。

在实施儿童食疗时，需要注意以下几个方面：①根据儿童的年龄、性别、生长发育状况、身体特点等制定个性化的食疗方案；②尽量选择新鲜、天然的食材，避免使用含有过多添加剂的加工食品；③采用营养损失较少的烹饪方式，如蒸、炖等；④坚持食疗的持续性和循序渐进，培养儿童养成良好的膳食习惯和健康的生活方式。

总的来说，儿童食疗是一种安全、有效的健康干预手段。在当今社会，随着人们对健康认识的提高和预防医学理念的普及，儿童食疗的重要性日益凸显。合理的食疗干预不仅能够满足儿童生长发育的需求，预防和辅助治疗疾病，还能帮助培养健康的膳食习惯，促进身心健康发展。因此，家长应该充分认识到儿童食疗的重要性，在日常生活中重视并实施科学的食疗方案，为儿童的健康成长创造有利条件。

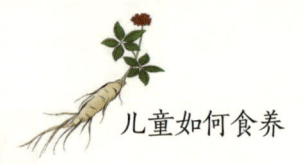

第三节　小儿辅食添加方法

辅食是婴幼儿在满6月龄后，继续母乳喂养的同时，为了满足营养需要而添加的其他各种性状的食物，包括家庭配制的和工厂生产的。

一、小儿辅食添加基本原则

（1）辅食添加时间为纯母乳喂养到6月龄，且在孩子健康时添加辅食。

（2）辅食添加种类由单一到多样，每次只添加一种新的食物，添加量由少到多，观察有无呕吐、腹泻、皮疹等不良反应后再添加其他新的食物。辅食添加常见食物及注意事项参见附录1。

（3）辅食添加的数量与营养要求需符合由少到多的原则，依据儿童的需要而定。儿童能量及主要营养素摄入量的需求参见附录2。

（4）辅食性状与质地主要根据婴幼儿口腔及胃肠等器官结构和功能的发育情况，由稀到稠、由细到粗，从肉泥、菜泥等泥糊状食物开始，逐步过渡到肉末、碎菜等半固体或固体食物。

（5）制作辅食需使用清洁安全卫生的优质食材和餐具，婴幼儿进食时须有成年人看护。

（6）根据婴幼儿营养需求的变化，提供多样化且与其发育水平相适应的食物，鼓励和协助婴幼儿进食，保证婴幼儿健康发育。

（7）定期监测和评估婴幼儿体格生长发育指标，评估营养状况。

（8）患病期间应该暂停添加新的辅食。

二、分年龄段辅食添加指导

1.6~8月龄

辅食种类：首先补充含铁丰富、易消化且不易引起过敏的食物，如稠粥、蔬菜泥、水果泥、蛋黄、红肉泥等，逐渐达到每日能均衡摄入蛋类、肉类和蔬果类。

辅食频次：由尝试逐渐增加到每日1~2餐，此期仍应以母乳喂养为主。

辅食数量：每餐从10~20 mL（约1~2勺），逐渐增加到约125 mL（约1/2碗）。因考虑到辅食摄入量有较大的个体差异，以不影响总体奶量为宜。

辅食性状：从泥糊状逐渐到碎末状。

辅食质地：可用舌头压碎的程度，如同软豆腐状。

2.9~12月龄

辅食种类：在8月龄基础上引入禽肉（鸡肉、鸭肉等）、鱼、动物肝脏和动物血等，逐渐增加畜肉（红肉）摄入量达到每天能均衡摄入蛋类、肉类和蔬果类。

辅食频次：规律进食，每日2~3餐，1~2次加餐，继续母乳或配方奶喂养。

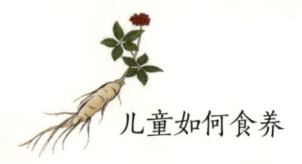

辅食数量：每餐逐渐增加到约 180 mL（约 3/4 碗），各类食物推荐摄入量参见附录3。

辅食性状：碎块状及婴儿能用手抓的指状食物。

辅食质地：可用牙床压碎的程度，如同香蕉状。

3.1 ~ 2 岁

辅食种类：食物种类基本同成人。逐渐增加辅食种类，最终达到每日摄入7类常见食物中的4类及以上，参见附录1。

辅食频次：每日3次正餐，2次加餐，应继续母乳或配方奶喂养。

辅食数量：每餐从约 180 mL（约 3/4 碗）逐渐增加至约 250 mL（约 1 碗）。各类食物推荐摄入量参见附录3。

辅食性状：块状、指状食物及其他小儿能用手抓的食物，必要时切碎或捣碎。

辅食质地：可用牙床咀嚼的程度，如同肉丸子状。

三、辅食制作要求

1.原料要求

婴幼儿辅食添加所使用的食品和原料应符合相应的食品安全标准或相关规定，应新鲜、优质和无污染，保证婴幼儿安全和满足其营养需要。

2.卫生要求

制作辅食的餐用具应保持清洁；制作过程应始终保持清洁卫生和生熟分开；辅食应煮熟、煮透；水果等生吃的食物要清洗干净；辅食应现做现吃，制作好的辅食应及时食用，如未及时食用应妥善保存，尽早食用。

3.调味品要求

辅食应保持原味，12月龄内不宜添加盐、糖及刺激性调味品，辅食应含有适量油脂。1岁后逐渐尝试淡口味的膳食。

4.烹调要求

蔬菜应先洗后切。烹调以蒸煮为主，尽量减少煎、炸的烹调方法。

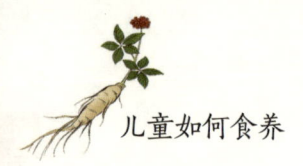

第四节　儿童药膳基本理论

儿童药膳是中医药膳学中的一个重要分支，其理论体系根植于中医学理论。中医理论认为，儿童有其独特的生理病理特点，结合"药食同源"的原则，合理搭配药材和食材不仅可以调理儿童的身体状况、增强免疫力，还能预防疾病以及促进生长发育。

一、以五脏为中心的整体观

儿童药膳中，五脏的调养尤为重要。中医学理论认为，人体为一个有机整体，构成人体的各脏腑组织在结构上不可分割。五脏（心、肝、脾、肺、肾）不仅各自承担特定的功能，还通过经络和气血与其他脏腑、组织、器官紧密联系。儿童处于生长发育阶段，各脏腑功能尚未成熟，容易出现"脾常不足""肾气未充"等问题。儿童药膳通过对症施膳、调理五脏，使身体达到平衡状态，并增强适应季节变化的能力，从而促进儿童的健康成长。

二、三因制宜的辨证论治观

辨证论治是指通过对疾病的各种症状、体征、患者体质、环境因素等进行全面分析和辨证，确定治疗原则和方法。无论是药物治疗还是药膳治疗，首先都必须着眼于对证型的整体性认识，只有辨证准确，才能正确施治或施膳。如咳嗽一症，多见于肺，从证型的分析看，咳嗽具有风寒、风热、痰湿、阴虚等多个证型，也可见于其他脏腑病变。所以治疗咳嗽时应当以与咳嗽相伴的各种症状和体征为基础，结合五脏六腑与其的关系进行辨证，依据所辨的"证"来施治才能获益。辨证论治与辨证施膳，都强调"证"的特质，采取联系的、系统的、整体的思维方式进行，不是仅局限于"病"的概念，"见痰治痰，见血止血，头痛医头，脚痛医脚"的机械对抗治疗是不全面的。

"因人、因时、因地"的三因制宜，也可作为辨证施膳（治）的差异性原则。因人制宜是根据儿童不同的体质选择不同的药膳，如气虚质儿童可以适当增加黄芪、党参等益气药材。因时制宜是在不同的季节选择相应的药膳，如夏季炎热，药膳应偏向清淡，如绿豆汤、荷叶粥等，有助于清热解暑。因地制宜是不同地区的气候和水质对药膳的选择也有一定影响，如南方气候湿润，药膳中常加入清热去湿的食材，如薏苡仁、茯苓等。

三、阴阳自和与五行制化的平衡观

（一）阴阳平衡是中医儿童药膳调治的总则

阴阳平衡是中医儿童药膳调治的核心原则，也是指导药膳应用的总则。中医学认为，阴阳是自然界和人体内对立统一的两种基本属性，儿童的健康依赖于阴阳的动态平衡。一旦阴阳失衡，就会导致脏腑功能紊乱，出现疾病。儿童药膳调治应根据儿童的体质特点、疾病状态和季节变化进行调整。例如，对于易燥热的儿童夏季应多用银耳汤等滋阴降火的药膳；而阳虚怕冷的儿童冬季应增加摄入羊肉、姜汤等温阳的食材。在日常

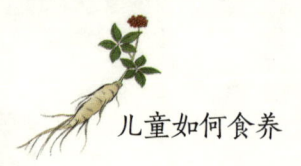

调理中，还应避免单一偏补，注重五味平衡，以维持阴阳的动态和谐。

（二）五行制化是辨证施膳的重要方法

在儿童药膳学中，五行制化是辨证施膳的重要方法，指导如何通过五味与脏腑的相应关系进行精确调理。通过五行制化，可以调节五脏的平衡，防止疾病的发生与发展。儿童药膳实践中必须注意疾病的相互关联，施膳应当在辨证的基础上，按五行的生克关系调配儿童药膳原料。例如，肝属木，常用酸味药膳（如山楂、乌梅）疏肝解郁；脾属土，可用甘味食材（如大枣、山药）健脾益气。与此同时，五脏之间的相生相克也能指导施膳，如健脾（土）有助于补肺（金），而调理肾（水）能滋养肝（木）。

不同体质儿童健康调养

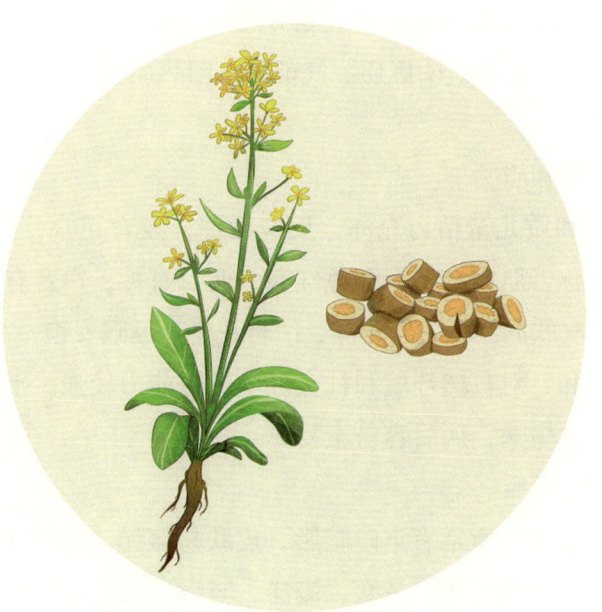

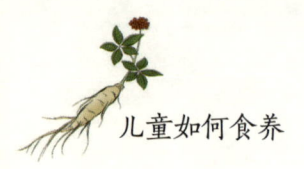

儿童如何食养

第一节　儿童体质辨识方法简介

体质是个体在形态结构、生理功能和心理因素方面相对稳定的综合特性，不同体质儿童的生理机能、性格及易患疾病均不同。认识儿童体质对于日常保健及疾病防治都有重要意义，针对不同体质制定养、防、治措施，有助于提高儿童的成长质量。

中医把儿童体质可大致划分为以下10种：平和质、特禀质、气虚质、阳虚质、阴虚质、气郁质、阳热质、痰湿质、湿热质、食滞质。

1.平和质

平和质儿童精力充沛，反应敏捷，发育正常，营养良好，体型匀称，肌肉结实，面色红润，两目有神，声音有力，哭声洪亮，皮肤润泽，头发光泽，纳食正常，睡眠安稳，二便正常，性格平和，对自然环境和社会环境适应能力较强。平和质儿童平常较少生病，病后容易康复。

2.特禀质

特禀质儿童常有下睑暗影，皮肤易瘙痒，遇到冷风或刺激气味后易出现喷嚏、鼻塞、流涕、咳嗽、喘息，接触特定的过敏原会引起过敏反应，婴幼儿期多有湿疹、慢性腹泻病史，有家族过敏性疾病史。易患过敏性鼻炎、湿疹、荨麻疹、哮喘等疾病。

3.气虚质

气虚质儿童易疲倦，安静少动，面色偏黄或偏白，头发欠光泽，语声或哭声低怯，自汗，纳少，易腹胀，大便溏或夹不消化食物残渣，性格多内向胆怯。易患感冒、泄泻、积滞、遗尿等疾病，且病后康复较慢。

4.阳虚质

阳虚质儿童常有畏寒肢冷，口唇色淡，纳食欠佳，性格内向，喜静少动，进食生冷后容易呕吐、腹痛、腹泻、小便清长等表现，对外界环境耐热不耐寒湿，可能伴有发育落后。易患遗尿、身材矮小、长期腹泻等疾病。

5.阴虚质

阴虚质儿童形体偏瘦，头发干枯分叉，两目干涩，口鼻干燥，唇红质干，皮肤干燥易瘙痒，手足心热，夜间汗多，入睡困难，寐浅易醒，大便偏干，性格偏急躁。易患便秘、反复口腔溃疡、盗汗等疾病。

6.气郁质

气郁质儿童常有神情抑郁，易烦闷，喜叹气，喉间有异物感，反酸打嗝，大便偏干等表现，性格敏感脆弱，易焦虑。易患焦虑、抑郁、胸闷、头痛等疾病。

7.阳热质

阳热质儿童精神较亢奋，面赤唇红，畏热喜凉，口渴喜冷饮，活动后多汗，多食易饥，睡卧不宁，大便干结，性格急躁，

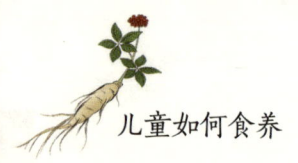

好动少静。易患发热、口疮、便秘、惊风等疾病。

8.痰湿质

痰湿质儿童易疲乏，不喜活动，体型偏胖，面部油腻，喉中常有痰，汗多而黏，易腹胀，不喜饮水，食欲不振，嗜睡，大便不易成形，性格偏内向。易患泄泻、厌食、咳嗽、湿疹、呕吐等疾病。

9.湿热质

湿热质儿童常表现为面垢油光，头汗多，汗多而黏，眼眵多，口气重，喜肉食，小便短赤，大便黏腻不畅，情绪易急躁。易患腹胀、口疮、湿疹、便秘、泄泻等疾病。

10.食滞质

食滞质儿童常有乳食不节史，易嗳气，口气重，腹部胀满不适，不耐或难消化油腻食物，夜寐不安，喜俯卧，磨牙，大便秘结，常夹未消化食物残渣，味酸臭。易患腹痛、厌食、泄泻、便秘等疾病。

第二节 平和质

平和质儿童调养关键在于维持其体内阴阳气血的平衡状态，通过合理的饮食、作息以及适当的体育锻炼来促进健康。

1.膳食建议

平和质儿童自我调节能力强，饮食上无特殊禁忌，但仍需要注意饮食结构的均衡性，不应偏食、挑食、过食、少食。确保平和质儿童均衡摄入谷物、蔬菜、水果、动物性食物（包括鱼、禽、蛋）及奶制品这5大类食物。家庭烹饪时注意食盐和油脂的用量，尽量减少含糖饮料和甜食的摄入，一日三餐定时定量，保持饮食规律。

2.起居调摄

培养儿童按时起床、吃饭、学习和休息的习惯，以维护正常的生物钟。保持居室通风透气，注意限制儿童使用电子设备的时间。

3.精神调摄

营造良好的家庭氛围，给予儿童充分的关爱与理解，帮助儿童建立积极正面的人生观，教会他们如何正确表达自己的感受和处理遇到的问题。

4.适量运动

鼓励儿童多参与户外运动，比如散步、跑步或者球类游戏等。

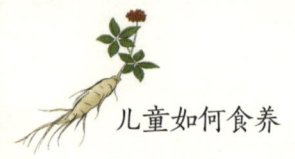

5.疾病预防

定期健康体检，培养儿童的个人卫生习惯，如勤洗手、外出戴口罩等，以降低患病风险。

药膳

山药大枣粥

功　　效：健脾养胃。

食　　材：山药 50 g，糯米 100 g，大枣 4～6 颗，冰糖适量。

烹饪方法：①糯米洗净后浸泡30分钟，放入锅中加入足够的水（糯米与水的比例约为1：8），大火煮开后小火慢炖。
　　　　　②加入山药块和大枣继续熬煮，熬煮至粥浓稠、山药熟软。

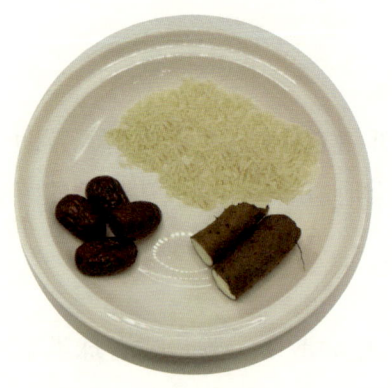
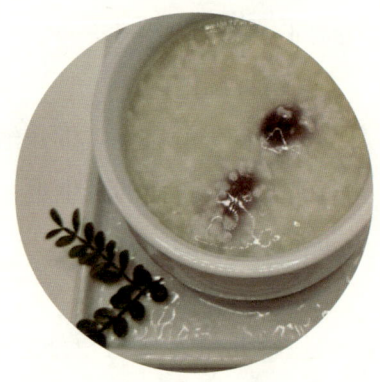

中医小贴士

①**山药**：始载于《神农本草经》，别名薯蓣、山芋、怀（淮）山药、怀（淮）山。其味甘，性平，归脾、肺、肾经。具有补脾养胃、生津益肺、补肾涩精的功效。

②**大枣**：始载于《神农本草经》，别名壶枣、木蜜、干枣、美枣、凉枣。其味甘，性温，归脾、胃经。具有补中益气、养血安神等功效。

③**糯米**：别称江米、元米。其味甘，性温，归脾、胃、肺经。具有补中益气、健脾止泻的功效。

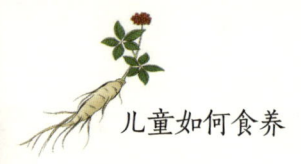

第三节 特禀质

特禀质儿童调养的关键在于改善机体的过敏状态，通过规避过敏原、合理饮食和作息以及适当的体育锻炼来预防过敏的诱发。

1.膳食建议

特禀质儿童应避免过敏食物的摄入，日常饮食宜清淡、均衡，粗细搭配适当，若无呕吐、持续性腹泻、持续性便血、全身性皮疹、喉头水肿、呼吸困难等过敏表现，则不应控制肉、蛋、奶的摄入，应保证每日充足的蛋白摄入量。

2.起居调摄

保持空气清新流通，避免接触刺激性气味，如油烟、油漆、甲醛、煤气等。昼夜温差明显时，外出时佩戴口罩，避免接触冷空气。避免去灰尘、花粉多的场所，家中保持清洁卫生，及时清扫灰尘和清洗衣物，做好除尘除螨工作。不宜饲养宠物。保证规律的饮食及睡眠作息。

3.精神调摄

多数特禀质儿童对外界环境适应能力差，会表现出不同程度的紧张、敏感、多疑、焦虑、抑郁等心理反应，应多给予一点关心和鼓励，可以通过听音乐、寻找兴趣爱好等缓解不良情绪，必要时可寻求心理医生的帮助。及时干预和治疗特禀质儿童的基础疾病也有助于缓解患儿的紧张、焦虑情绪。

4.适当运动

每周适当进行慢跑、游泳等有氧运动，避免过早或过晚运动，推荐运动时间为上午7～9点和下午3～5点，注意量力而行，不宜过劳。

5.疾病预防

特禀质儿童容易在某些特定环境中出现过敏症状，应注意规避过敏原，必要时配合药物治疗，及时改善过敏症状。

药膳一

黄芪炖乳鸽

功　　效：益气补肺。

食　　材：黄芪30 g，山药30 g，茯苓30 g，乳鸽1只。

烹饪方法：①乳鸽洗净焯水后斩块。②将所有食材放入炖盅，加水200～250 mL，隔水炖2小时。③加入食盐调味。

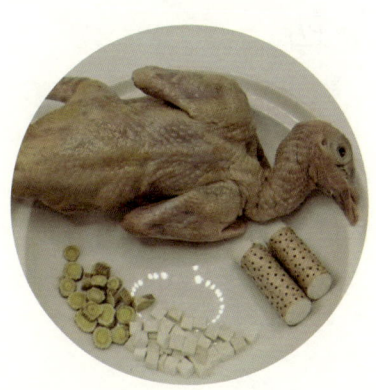 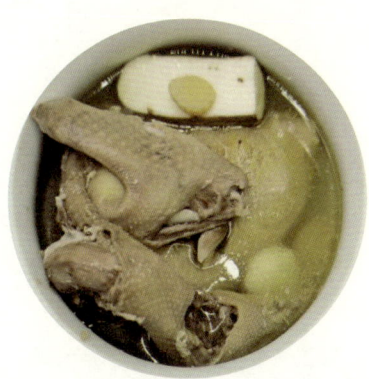

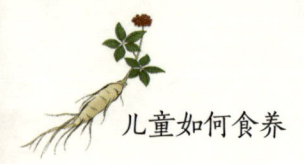

儿童如何食养

┌─ 中医小贴士 ─┐

①**黄芪**：始载于《神农本草经》，别名黄耆、绵黄芪、箭芪。其味甘，性微温，归脾、肺经。具有补气升阳、固表止汗、利水消肿、生津养血功效。

②**山药**：始载于《神农本草经》，别名薯蓣、山芋、怀（淮）山药、怀（淮）山。其味甘，性平，归脾、肺、肾经。具有补脾养胃、生津益肺、补肾涩精的功效。

③**茯苓**：始载于《神农本草经》，别名茯菟、松腴、不死面、松薯、松苓。其味甘、淡，性平，归心、肺、脾、肾经。具有利水渗湿、健脾宁心的功效。

④**鸽**：味咸，性平，归肝、肾经。具有滋肾益气、祛风解毒的功效。

药膳二

山药茯苓包

功　　效：益气健脾。

食　　材：山药粉 100 g，茯苓粉 100 g，面粉 200 g，白糖 10 g。

烹饪方法：①将山药粉、茯苓粉加适量水调成糊状，蒸半小时。②加入面粉、白糖，发酵做包子皮。③加入甜青椒丝、胡萝卜丝为馅，蒸熟即可。

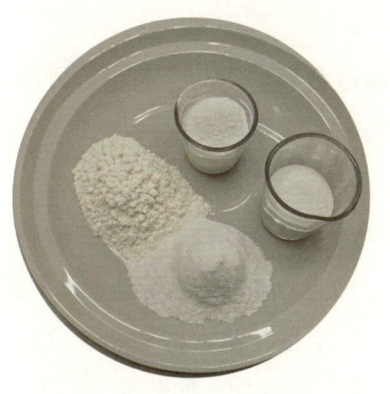
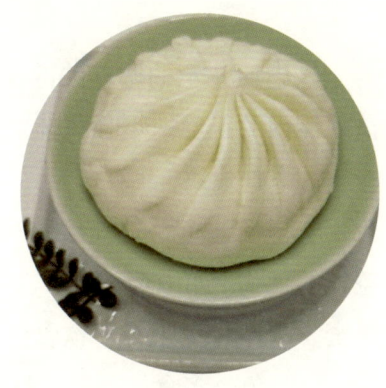

中医小贴士

①**山药**：其味甘，性平，归脾、肺、肾经。能补脾养胃、生津益肺、补肾涩精，适用于脾虚食少、肺虚咳喘、肾虚遗精等症状。

②**茯苓**：《用药心法》记载："茯苓，淡能利窍，甘以助阳，除湿之圣药也。味甘平补阳，益脾逐水，生津导气。"

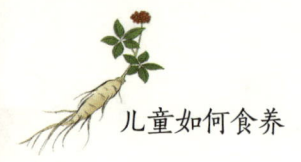

第四节 气虚质

气虚质儿童的调养关键在于通过食养、运动、药物等方法扶助体内的正气，增强机体的免疫力，避免反复生病。

1.膳食建议

气虚质儿童宜补气培元，饮食调养宜选择性平偏温、健脾益气的食物。如山药、粳米、小米、白扁豆、鸡肉、香菇、大枣、蜂蜜、牛肉、龙眼等。饮食注意定时定量、荤素搭配和少食多餐，应避免过多食用行气、耗气、散气的食物，如薄荷、萝卜、香菜、紫苏叶、山楂、荷叶等。不宜吃生冷、辛辣、油腻的食物。

2.起居调摄

劳逸结合，注意规律作息，建议每天保证8~10小时睡眠时间。居室环境采用明亮的暖色调。避免汗出受风，做好防寒防暑工作。

3.心理调摄

气虚质儿童性格多内向，易情绪不稳定。家长可多鼓励儿童，培养兴趣爱好，多参加户外运动，养成自信开朗性格。学龄期及青春期儿童应减轻儿童的学业负担，减少培训班的课程。

4.运动建议

选择低强度的运动方式，如散步、慢跑、传统功法等。根据情况适当增加锻炼次数，适量为度，时间控制在30分钟左右。

5.疾病预防

气虚质儿童常出现感冒、咳嗽、积滞、厌食等，可从益气扶正、补肺健脾考虑。对于反复呼吸道感染、动则汗出的儿童可选用玉屏风散益气固表。对于积滞、厌食的儿童，应以健脾消食为原则，可选用四君子汤、保和丸健脾消积。

药膳一

黄芪水果茶

功　　效：益气补肺、健脾开胃。

食　　材：黄芪20 g，玉竹15 g，枸杞15 g，防风5 g，苹果半个，猕猴桃半个。

烹饪方法：①苹果、猕猴桃切小块备用。②上述所有食材加沸水200 mL冲泡，闷约10分钟，过滤后饮用。

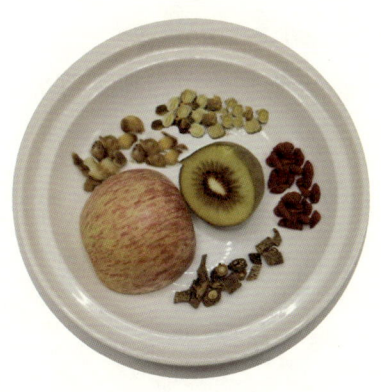 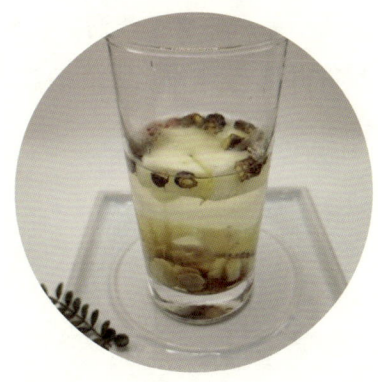

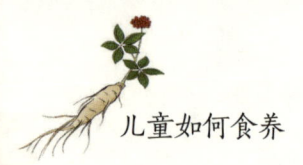

> 中医小贴士

①**黄芪**：《本草纲目》中解释"黄耆"之名时说："耆，长也，黄耆色黄，为补药之长，故名。今俗通作黄芪。"其味甘，气平，生者微凉，蜜炙者性微温。生者可治痈疽，蜜炙能补虚损。具有补气升阳、固表止汗、利水消肿、生津养血的作用。

②**玉竹**：始载于《神农本草经》，别名葳蕤。其味甘，性平，归肺、胃经。具有滋阴润燥、养胃生津的功效。

③**枸杞子**：始载于《神农本草经》，别名苟起子、甜菜子、杞子、红耳坠、地骨子等。其味甘，性平，归肝、肾经。具有滋补肝肾、益精明目的功效。

④**防风**：始载于《神农本草经》，别名铜芸、回云、回草、百枝、屏风等。其味辛、甘，性微温，归膀胱、肝、脾经。具有祛风解表、胜湿止痛的功效。

⑤**苹果**：最早见于《上林赋》中的"亭柰"，别名柰、林檎、平波、超凡子等。具有生津润肺、醒酒和脾、开胃止泻的功效。

⑥**猕猴桃**：《本草拾遗》记载，猕猴桃味酸，性寒，可供药用，主治骨节风。

药膳二

五指毛桃排骨汤

功　　效： 益气健脾，利水化湿。

食　　材： 五指毛桃75 g，猪排骨120 g，蜜枣2～4枚。

烹饪方法： ①猪排骨洗净。②焯水后与五指毛桃一同放入锅中炖煮。③炖至排骨将熟烂时放入蜜枣。

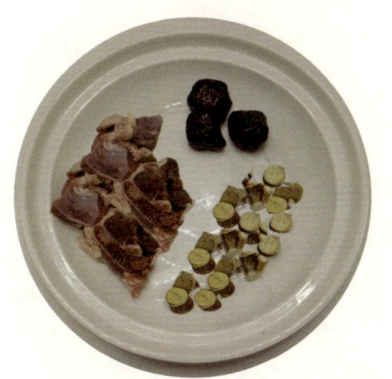 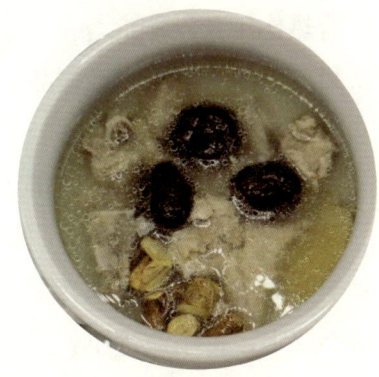

〔 **中医小贴士** 〕

① **五指毛桃：** 始载于《生草药性备要》，别名粗叶榕、五爪龙、五指牛奶、土黄芪等。其味甘，性平，归脾、肺、肝经。具有补肺健脾、行气利湿的功效。

② **猪排骨：**《本草经集注》中记载，其味涩，性平，归肺、肾、大肠经。猪排骨富含优质蛋白，具有滋阴润燥、益精补血的功效。

③ **蜜枣：** 味甘，性平，入脾、胃经，具有补益脾胃、滋阴养血、养心安神、润肺益气的功效。

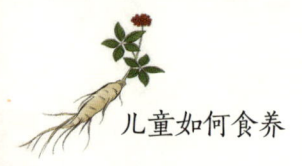

第五节　阳虚质

阳虚质儿童调养的关键在于补充机体的阳气，结合食疗、运动等方式促进儿童的生长发育，焕发活力与生机。

1.膳食建议

饮食方面可多吃温热之品，如荔枝、榴莲、龙眼、大枣、核桃、腰果、生姜、韭菜、辣椒、羊肉、牛肉等。不宜多吃具有清热作用及滋阴润燥的食物，如芹菜、苦瓜、西瓜、甘蔗、秋梨等，少吃生冷黏腻之品。

2.起居调摄

注意保暖，尤其是背部、腰部和下肢。居住环境选择温和的暖色调，避免在阴暗、潮湿、寒冷的环境下长期生活和学习。夏季避免过度暴露于阳光下。避免熬夜，睡觉前可泡脚，入睡前不饮水，将小便排净。

3.心理调摄

阳虚体质儿童性格多内向，多鼓励儿童参加户外运动和社交活动。减少电子产品的使用。营造良好的家庭氛围，通过表扬和夸赞让儿童保持积极向上的心态。

4.运动建议

中医认为"动则升阳"，选择振奋和提升阳气的锻炼方式，如短距离跑步、跳跃运动、散步、太极拳、五禽戏等。在阳光充足时进行户外运动。

5.疾病预防

　　阳虚质儿童易出现感冒、腹痛、遗尿、泄泻、发育迟缓等问题，预防和治疗总原则以温阳为主，顾护体内的阳气，同时注意养阴，以保持体内阴阳的平衡。

药膳一

当归生姜羊肉汤

功　　效：补气养血，温中暖肾。

食　　材：当归15 g，羊肉400 g，大枣3～5枚。

烹饪方法：①羊肉切块，加料酒，冷水浸泡去膻味。②羊肉放入锅中，加姜片、料酒焯水备用。③羊肉加水烧开，打净浮沫。④中小火煲半个小时左右，下入当归、大枣。⑤煮至羊肉软烂，加盐调味。

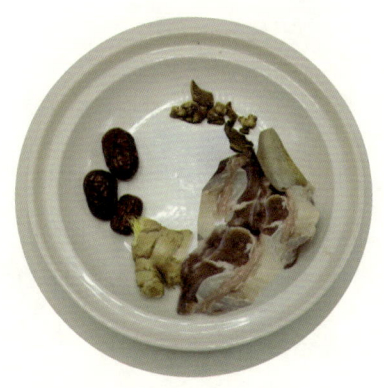
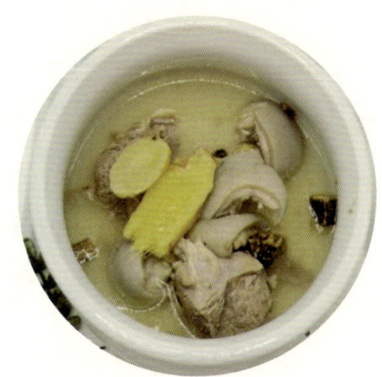

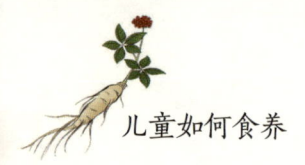

中医小贴士

①当归：始载于《神农本草经》，别名干归、秦归、西当归、岷当归、金当归、当归身、当归曲、土当归等。其味甘、辛，性温，归肝、心、脾经。具有养血补血、润肠通便的功效。

②生姜：始载于《名医别录》，其味辛，性微温，归肺、脾、胃经。具有解表散寒、温中止呕、化痰止咳的功效。

③羊肉：出自《本草经集注》，其味甘，性温，归脾、胃、肾经。具有温中暖肾、益气补虚之效。

④大枣：甘温，补益脾气，养血安神，适用于脾胃虚弱、气血不足所致食少、乏力等病症。

药膳二

姜汁鳝鱼饭

功　　效： 补气养血，祛湿散寒。

食　　材： 鳝鱼1～2条，生姜10 g，粳米50 g。

烹饪方法： ①鳝鱼清理干净、切段，加盐、生抽、姜片腌制片刻。②将生姜捣碎取汁。③煮米饭，饭熟前20分钟，将鳝鱼和姜汁倒于饭面，蒸至饭熟后，倒入葱花拌匀即可。

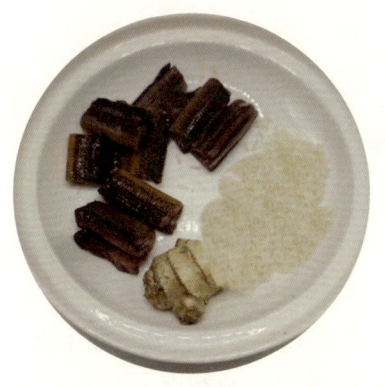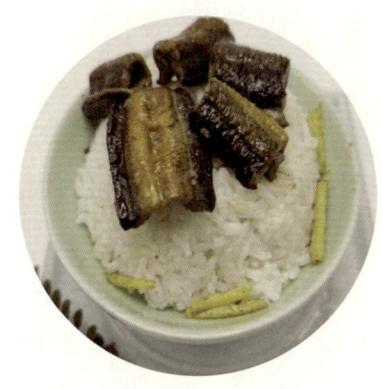

[中医小贴士]

①**生姜**：始载于《名医别录》，其味辛，性微温，归肺、脾、胃经。具有解表散寒、温中止呕、化痰止咳的功效。

②**鳝鱼**：《本草纲目》有载，其味甘，性温。归肝、脾、肾经。具有益气血、补肝肾、强筋骨的功效。

③**粳米**：味甘、性平，入脾、胃、肺经，补中益气、健脾和胃、除烦止渴、止泻，适用于气虚食少、倦怠乏力、心烦口渴等病症。

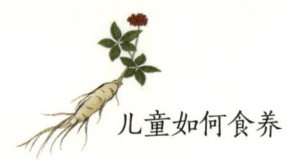

儿童如何食养

第六节 阴虚质

阴虚质儿童调养的关键在于通过滋阴益胃的方法使机体阴阳协调，达到阴平阳秘的状态。

1.膳食建议

阴虚质儿童宜食用酸甘凉润的食物，如鸭肉、猪皮、甘蔗、银耳、梨、乌梅、杨梅、柠檬等；忌食温热、辛辣食物，如生姜、葱、大蒜、辣椒、茴香等。增加水分摄入，避免摄入过多煎炸烤制食物及糖分过多的食物。

2.起居调摄

避免长时间暴露在高温环境中。养成规律的生活习惯，保证充足的睡眠。充足的睡眠是养五脏之阴的最佳方法。室内应保持适宜的湿度，避免过于干燥或潮湿。

3.心理调摄

阴虚体质儿童性情易急躁，容易发脾气，应教导儿童学会控制情绪，帮助儿童理解情绪管理的重要性，并学习有效的情绪调节技巧，如深呼吸、数数、绘画、音乐、阅读等。

4.运动建议

以中小强度的间断性运动为主，如游泳、慢跑、传统功法等。

5.疾病预防

阴虚质儿童常会出现口臭、口腔溃疡、多动、便秘等情况，调理以保存和补充阴液为主，避免体内水分流失过多。

药膳一

莲子百合煲瘦肉

功　　效：清心润肺，益气安神。

食　　材：莲子20 g、百合20 g、猪瘦肉100 g。

烹饪方法：①食材洗净。②放入砂锅加水，中大火煮沸后转小
火熬。③肉熟烂后加入食盐调味即可。

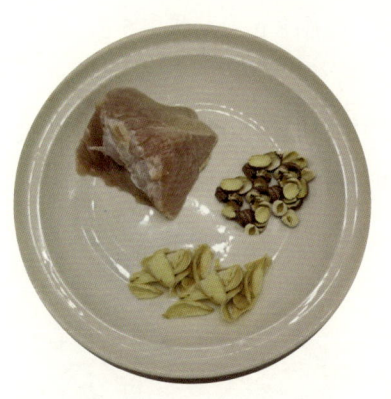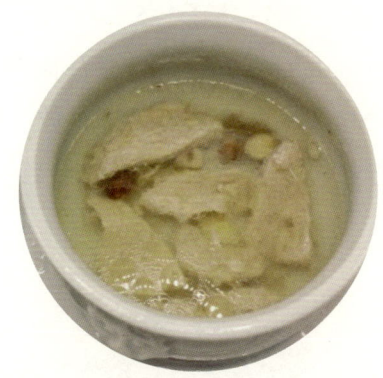

〔中医小贴士〕

①百合：始载于《神农本草经》，别名番韭、重迈、中庭、摩罗、
重箱、强瞿、百合蒜、夜合花等。其味甘，性微寒，归肺、心

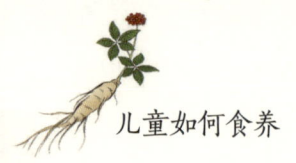

经。具有润肺止咳、清心安神、滋阴润燥的功效。

②莲子：始载于《神农本草经》，别名藕实、水芝丹、莲实、莲蓬子、莲米等。其味甘、涩，性平，归脾、肾、心经。具有补脾止泻，益肾涩精、养心安神的功效。

药膳二

太子参无花果瘦肉汤

功　　效：健脾益气，滋阴润肺。

食　　材：太子参5 g，南杏仁5 g，石斛8 g，无花果5 g，大枣1～3颗，猪瘦肉50 g。

烹饪方法：①材料洗净，放入砂锅中，加约500 mL清水。②大火烧开后转小火煲约30分钟即可服用。

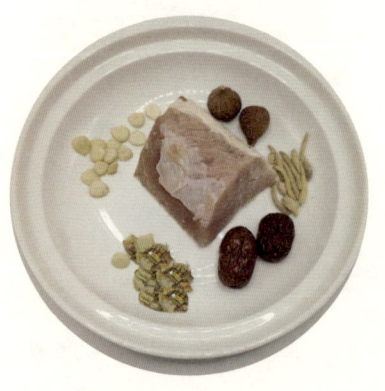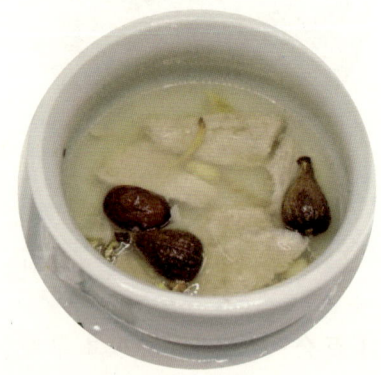

中医小贴士

①**太子参**：始载于《本草从新》，别名孩儿参、童参、双批七、四叶参、米参。其味甘、微苦，性平，归脾、肺经。具有益气健脾、生津润肺的功效。

②**无花果**：其味甘，性凉，归脾、肺、大肠经。具有清热生津、健胃清肠、解毒消肿的功效。

③**南杏仁**：别名甜杏仁，《本草便读》记载："（甜杏仁）可供果食，主治（与杏仁）亦皆相仿，用于虚劳咳嗽方中，无苦劣之性耳。"

④**石斛**：始载于《神农本草经》，别名林兰、禁生、杜兰、金钗花、千年润、黄草、吊兰花。其味甘，性微寒，归胃、肾经。具有滋阴清热、益胃生津的功效。

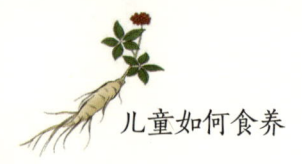

第七节　气郁质

气郁质儿童调养的重点在于疏肝解郁，调和情志，通过温和的饮食调理、规律的作息安排以及适量的情绪释放活动来改善体质。

1.膳食建议

气郁质儿童宜食用具有理气解郁、调理脾胃功能的食物，如佛手、橙子、大麦、荞麦、高粱、萝卜、洋葱、菊花、玫瑰等。少食收敛酸涩和冰冷的食物，如乌梅、泡菜、杨梅、酸枣、李子、柠檬、雪糕、冷冻饮料等。远离咖啡、浓茶以及辛辣刺激和肥甘厚味的食物。

2.起居调摄

居室宜安静，居室内的布置勿过寒，勿过燥，勿过湿。气郁体质最好居住在南面向阳的居室。春夏季节穿着宜宽松。保证充足睡眠。

3.心理调摄

气郁质儿童长期情志不畅容易出现抑郁状态，故重在调节情绪。通过社交、运动、挖掘兴趣爱好疏导情绪，培养开朗、豁达的性格，必要时可进行心理干预。

4.运动建议

气郁质儿童适宜的锻炼有跑步、登山、游泳等，避免进行竞技性、对抗性的体育，可精研某一项喜爱的技术性运动。

5.疾病预防

对于气郁质儿童的疾病预防，总的调护原则是疏肝理气，调畅情志，从生活习惯、情志呵护等多个方面降低气郁质儿童患病的风险。

药膳一

陈皮玫瑰炖鸡

功　　效：疏肝解郁，行气活血。

食　　材：陈皮10 g、玫瑰花（干品）5 g、鸡肉200 g。

烹饪方法：①鸡肉切块。②与洗净的陈皮、玫瑰花一同放入炖盅内，加清水。③隔水炖至鸡肉熟烂，加盐调味即可。

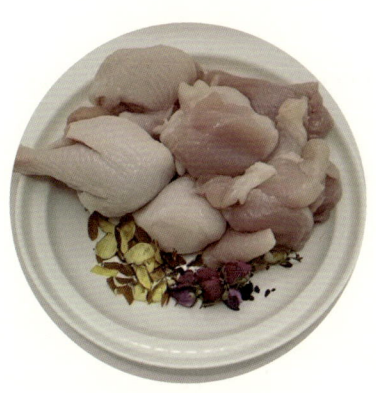 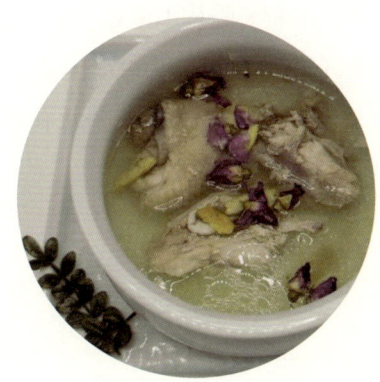

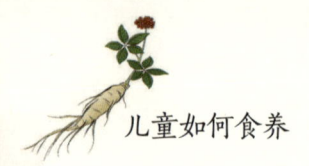

┌─ 中医小贴士 ─┐

①**陈皮**：始载于《神农本草经》，别名干橘皮、红皮等。其味苦、辛，性温，归脾、肺经。具有理气健脾、燥湿化痰的功效。

②**玫瑰花**：始载于《食物本草》，其味甘、微苦，性温，入肝、脾经。具有行气解郁、和血、止痛的功效。

③**鸡肉**：味甘，性温，归脾、胃经。具有补中益气、补精添髓、温中健脾的功效。

药膳二

陈皮内金散

功　　效：理气消胀。

食　　材：陈皮100 g，鸡内金20 g。

烹饪方法：将陈皮和鸡内金焙干研末，贮瓶备用，饮用时每次5 g，用温开水化服。

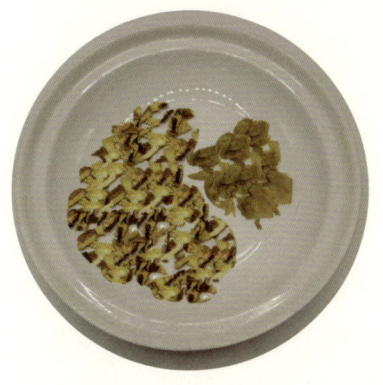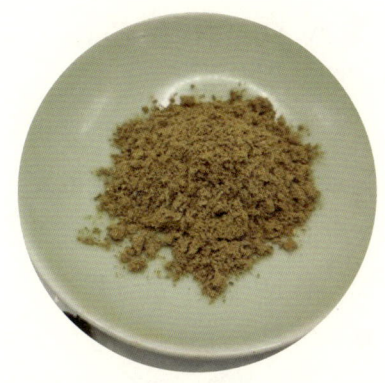

[中医小贴士]

①**陈皮**：始载于《神农本草经》，别名干橘皮、红皮等。其味苦、辛，性温，归脾、肺经。具有理气健脾、燥湿化痰的功效。

②**鸡内金**：始载于《神农本草经》，别名鸡胗干。其味甘，性平，归脾、胃、小肠、膀胱经。具有健胃消食、涩精止遗的功效。

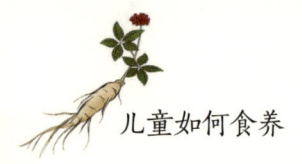

第八节 阳热质

阳热质儿童调养的关键是清热泻火、养阴生津，通过饮食、运动等方式使阳热得到散发，避免引发上火类疾病。

1.膳食建议

饮食宜清淡富有营养，可食用偏凉润的食物，如莲藕、银耳、雪梨、绿豆等。避免辛辣、油腻、煎炸等刺激性食物如羊肉、姜、蒜等。避免饮用过多含糖饮料和碳酸饮料，多喝水。

2.起居调摄

居室环境宜凉爽，居室光线宜柔和，夏季衣着宜轻薄透气。保持居室通风。夏季合理使用空调或风扇。室内可适当放置绿植或使用加湿器。

3.心理调摄

阳热质儿童性格活泼好动，易表现出烦躁易怒的情绪。在心理调摄上，重点在平衡情绪。可引导儿童参与舒缓身心的活动，如观看温馨电影或动画片、绘画、书法等。

4.运动建议

适量增加户外运动锻炼，如游泳、跑步、武术、篮球、足球、轮滑等。

5.疾病预防

阳热质儿童容易感染咽喉炎、扁桃体炎等热性疾病，总的原则是清热养阴，必要时可以配合中药、刮痧、导引等方式以减少内热积聚。

药膳一

淡竹叶石膏粥

功　　效：清热泻火，清心利尿。

食　　材：淡竹叶5 g，石膏20 g，粳米50 g。

烹饪方法：①将淡竹叶与石膏一同洗净，加水煎煮，去渣取汁。

②将粳米加入药汁中，煮成稀粥，加入适量白砂糖
调味。

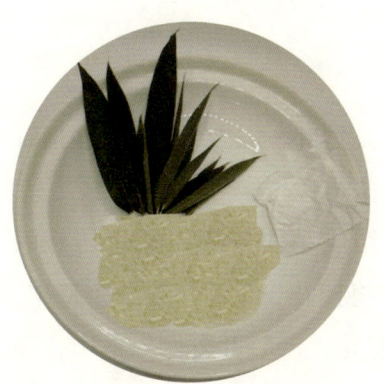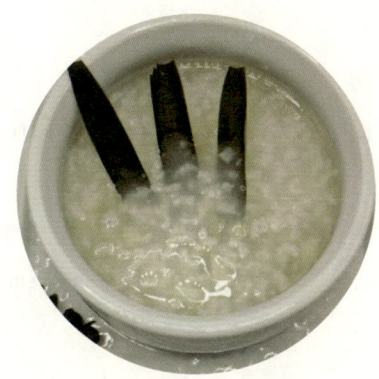

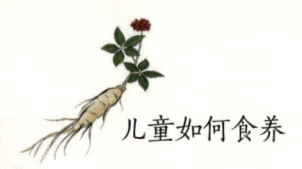

┌ 中医小贴士 ┐

①**淡竹叶**：味甘淡，性寒，归心、胃、小肠经。具有清热除烦、利尿通淋的功效。

②**石膏**：始载于《神农本草经》，味辛、甘，性寒，归肺、胃经。具有清热泻火、除烦止渴的功效。

③**粳米**：始载于《名医别录》，味甘，性平，归脾、胃、肺经。具有补中益气、健脾和胃、除烦止渴、止泻的功效。

药膳二

白芍淡竹叶猪骨汤

功　效：平肝清热，清肝火。

食　材：槐花3 g，白芍10 g，淡竹叶5 g，芦根10 g，猪脊骨100 g。

烹饪方法：①猪脊骨洗去血水，切成小块备用。②将切好的猪脊骨焯煮3分钟。③将槐花、淡竹叶等洗净备用。④将焯好的猪脊骨和槐花、淡竹叶等倒入煲中，加适量水，大火煲开转小火30分钟即可。⑤出锅前加入食盐即可食用。

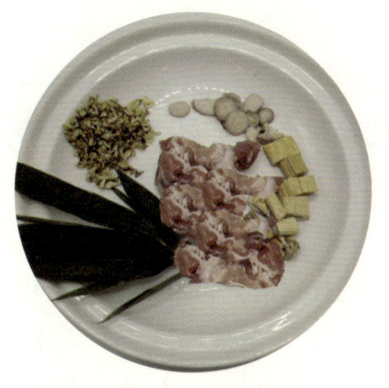 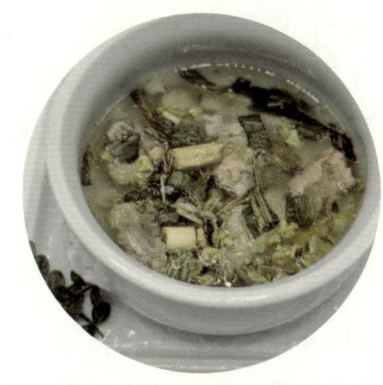

中医小贴士

①**白芍**：始载于《神农本草经》，味苦酸，性微寒，归肝、脾经。具有养血、敛阴止汗、柔肝止痛、平抑肝阳的功效。

②**淡竹叶**：《本草纲目》记载其"去烦热，利小便，消心"。

③**槐花**：始载于《日华子诸家本草》，别名槐蕊。其味苦，性微寒，归肝、大肠经。具有凉血止血、清肝泻火的功效。

④**芦根**：始载于《名医别录》，其味甘，性寒，归肺、胃经。具有清热泻火、生津止渴、除烦、止呕、利尿的功效。

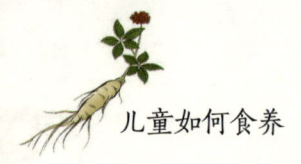

第九节 痰湿质

痰湿质儿童调理的总原则是健脾利水，燥湿化痰，通过清淡的饮食、适当的运动，合理的起居达到排出痰湿的目的。

1.膳食建议

饮食上宜清淡，搭配宜均衡，选择宣肺、健脾、益肾、化湿以及通利三焦的食物。如扁豆、梨子、冬瓜、鲫鱼、荷叶、薏苡仁等。少食肥甘、油腻、滋补、寒凉饮食，如炸鸡、蛋糕、火锅等。注意饮食有节，避免暴饮暴食。

2.起居调摄

避免居住在潮湿环境中，嗜睡者应多户外运动，忌饱食即卧。夏季衣着可选择以棉、麻、丝等透气散湿的天然纤维。

3.心理调摄

痰湿质儿童容易情绪低落，可多听激情高亢的音乐，多看表现力量、对抗性强的体育比赛，鼓励参加集体活动及人际交往。

4.运动建议

痰湿体质儿童应长时间坚持体育锻炼，如爬楼梯、散步、慢跑、球类、游泳以及各种舞蹈等。运动量应逐步增强，运动时间在下午阳气偏盛时刻为宜。

5.疾病预防

痰湿质儿童容易感到身体沉重，容易患有湿疹、哮喘等痰湿相关疾病，应以健脾祛湿化痰为原则，加速痰湿排出，增强体质。

药膳一

茯苓白术炖猪肚

功 效：健脾利湿，化痰益气。

食 材：茯苓20 g，白术15 g，猪肚150 g。

烹饪方法：①将猪肚洗净，焯水，切小块。②与洗净的茯苓、白术、生姜一同放入炖盅内。③加适量清水，炖至猪肚熟烂。④加少许盐调味即可。

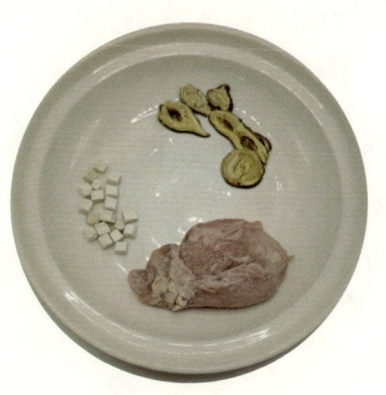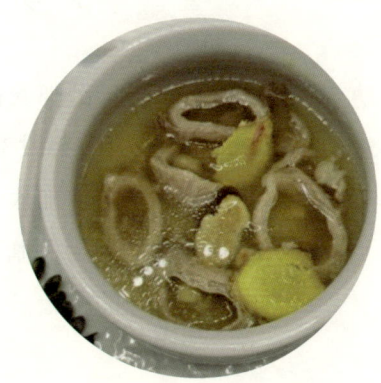

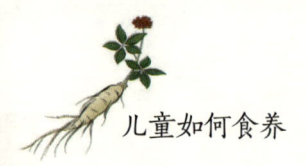

⌈中医小贴士⌋

①**茯苓**：味甘、淡，性平，归心、肺、脾、肾经。利水渗湿、健脾宁心，与白术同用能增强健脾利湿的功效。

②**白术**：始载于《神农本草经》，别名山蓟、杨枹蓟、于术、山精、山连、冬白术等。其味苦、甘，性温，归脾、胃经。具有健脾益气、燥湿利水的功效。

③**猪肚**：载于《本草经集注》，味甘，性温，具有补虚损，健脾胃的功效。

药膳二

茯苓祛湿面

功　　效：利水渗湿，健脾安神。

食　　材：面条50 g，牛蒡段30～50 g，茯苓10 g，栀子3～5 g。

烹饪方法：①清水煮沸，加入牛蒡段、茯苓、栀子小火煮30分钟，去渣即为药膳高汤。②面煮熟，盛入碗内。再倒入烧开的药膳高汤和盐调味即可。

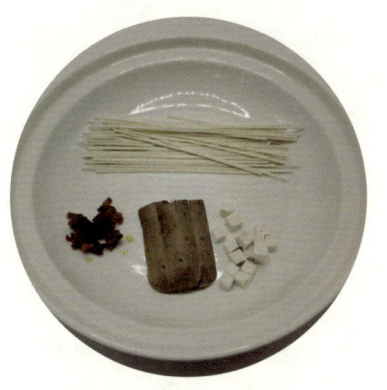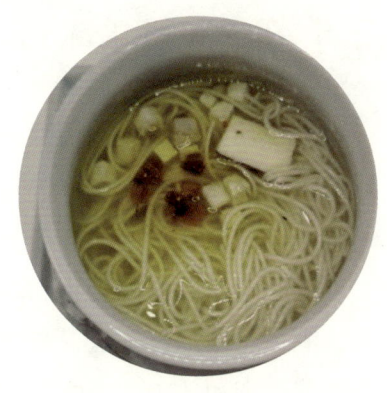

中医小贴士

①**茯苓**：《本草纲目》中记载茯苓有利水渗湿、健脾宁心之用，其味甘、淡，性平，归心、肺、脾、肾经。可用于治疗水肿、小便不利、脾虚食少、心悸失眠等症状。

②**栀子**：始载于《神农本草经》，别名黄栀子、山栀子、白蟾等。其味苦，性寒，归心、肺、三焦经。具有泻火除烦、清热利湿、凉血解毒的功效。

③**牛蒡**：始载于《名医别录》，别名恶实、大力子、鼠粘子、牛子、黍粘子等。其味辛、苦，性寒，归肺、胃经。具有疏散风热、宣肺祛痰、利咽透疹、解毒消肿的功效。

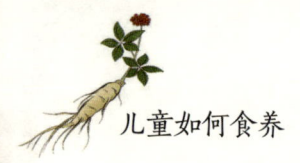

第十节　湿热质

湿热质儿童调理以清除湿热为原则，通过食养、运动等方式使湿热从内外得去，改善儿童的整体状态。

1.膳食建议

多吃清热除湿的食物和药物，如薏苡仁、茯苓、莲子、鸭肉、鲤鱼、冬瓜、苦瓜、黄瓜等，夏天尤宜多吃苦瓜。重点推荐薏苡仁粥和苦丁茶。应避免过多摄入油腻、甜食、冷饮及重口味食物，如炸鸡、冰淇淋、火锅等。建议多食用清淡易消化、清热利湿的食物。

2.起居调摄

避免在潮湿、炎热的环境下学习和生活。居室宜干燥、通风良好。规律作息，保证睡眠质量。注意个人卫生，预防皮肤病变。

3.心理调摄

培养广泛的兴趣爱好，引导儿童学习合适的情绪宣泄和放松疗法，如呼吸放松法、想象放松法等。

4.运动调摄

湿热体质者适宜做较大强度运动量的体能锻炼，如长跑、健身、自行车、各种球类、武术、力量训练、爬山等。

5.疾病预防

湿热质儿童容易因湿热而生病，如湿疹、痱子、尿路感染等，必要时可通过中药治疗调节体内湿热平衡。

药膳一

冬瓜荷叶茶

功　　效：清热解暑，利湿利尿。

食　　材：冬瓜皮15 g，荷叶10 g。

烹饪方法：①冬瓜皮和荷叶洗净。②放入茶杯中，沸水冲泡。

　　　　　③闷5～10分钟后即可饮用。

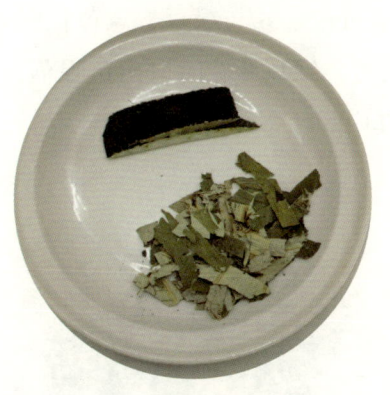 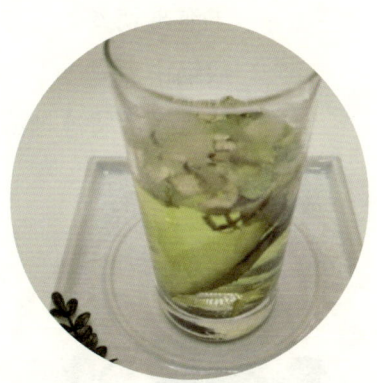

〔中医小贴士〕

①冬瓜皮：始载于《开宝本草》，其味甘，性凉，归肺、脾、小肠经。具有利尿消肿的功效。

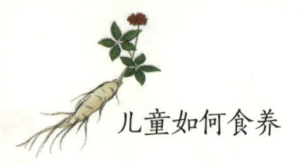

②**荷叶**: 始载于《食疗本草》, 其味苦, 性平, 归肝、脾、胃经。具有清热解暑, 升发清阳, 凉血止血的功效。

药膳二

海带绿豆汤

功　　效: 清热祛湿、止痒。

食　　材: 绿豆30 g, 海带30 g, 鲜鱼腥草15 g（或干品3 g）, 薏苡仁30 g。

烹饪方法: ①海带切丝。②鱼腥草布包。③与绿豆、薏苡仁同放锅中煎煮。④至海带烂、绿豆开花时取出鱼腥草。⑤食用前将冰糖溶于其中。

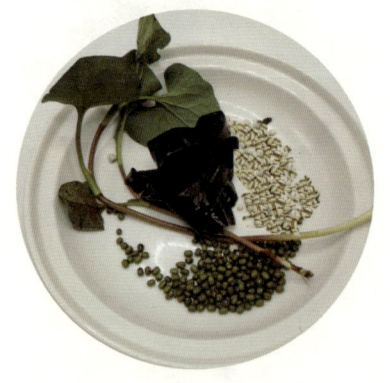
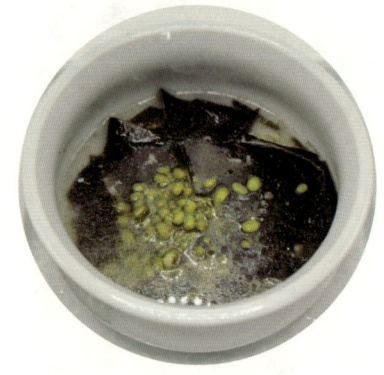

中医小贴士

①**绿豆**：始载于《开宝本草》，味甘、性寒，归心、胃经。具有清热解毒、消暑、利水的功效。

②**海带**：始载于《名医别录》，其味咸、性寒，具有软坚散结、消痰、利水的功效。

③**鱼腥草**：始载于《名医别录》，其味辛，性微寒，归肺经。具有清热解毒、消痈排脓、利尿通淋的功效。

④**薏苡仁**：始载于《神农本草经》，其味甘、淡，性凉，归脾、胃、肺经。具有利水渗湿、健脾止泻、除痹、排脓、解毒散结的功效。

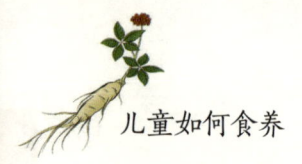

第十一节 食滞质

食滞质儿童总的调理原则是健脾消食，家长需特别关注儿童的饮食管理，合理安排膳食结构，避免过量进食和食用不易消化的食物。

1.膳食建议

饮食宜清淡、易消化，遵循"少量多餐、细嚼慢咽"的原则，减少油腻、煎炸、甜食等高热量、难消化食物的摄入，如炸鸡、薯条、糖果等。鼓励多食富含纤维、易于消化的食物，如蔬菜、水果、全谷物等。保持规律的饮食习惯，保持大便畅通。主食方面可选择小米、糙米、燕麦、玉米面等。辅食则可添加山楂、麦芽、神曲等消食佳品制成的食品。避免暴饮暴食，勿餐前吃零食。

2.起居调摄

居室环境宜保持整洁且空气流通。注意个人卫生，勤洗手、勤洗澡，保持皮肤清洁，可预防因食积内热引发的痱子、湿疹等皮肤问题。

3.心理调摄

耐心教导儿童并掌握有效的情绪调节技巧，如情绪日记记录法、深呼吸放松练习、正面思维引导等。

4.运动调摄

食滞质儿童适宜进行适度且能促进肠胃蠕动的运动锻炼，

如散步、慢跑、瑜伽、游泳、跳绳、舞蹈以及一些简单的体操运动等。

5.疾病预防

食滞质儿童易因饮食不节制而生病，可通过清淡饮食、适当运动、必要时辅以消食导滞的食疗及外治方法等改善其食滞体质状况。

药膳一

山楂麦芽消食粥

功　　效：消食化积，健脾开胃。

食　　材：山楂 10 g，麦芽 15 g，粳米 50 g。

烹饪方法：①山楂、麦芽洗净。②加适量水煎煮，去渣取汁。③再将粳米洗净，加入药汁中煮粥。④粥熟后加入白糖调味。

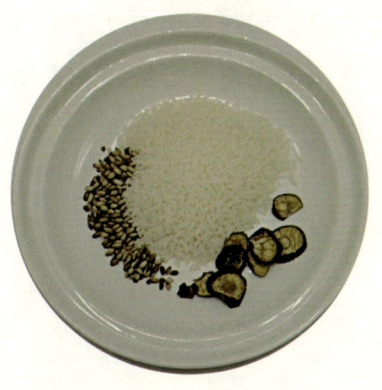
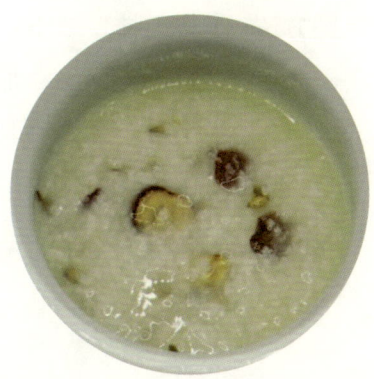

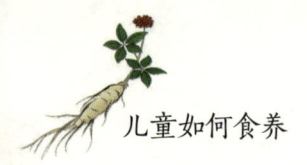

┌─ 中医小贴士 ─┐

①**山楂**:《本草经集注》记载，其味酸甘、性微温，归脾、胃、肝经。具有消食化积、行气散瘀的功效。

②**麦芽**:始载于《药性论》，其味甘、性平，归脾、胃、肝经。具有行气消食、健脾开胃的功效。

③**粳米**:《本草纲目》记载，其味甘，性平，无毒。主益气，止烦，止渴，止泄。温中，和胃气，长肌肉。补中，壮筋骨，益肠胃。归脾、胃、肺经，具有补中益气，健脾和胃，除烦止渴等功效。

药膳二

三仙消积饮

功　　效: 健脾行气。

食　　材: 山楂 15 g，萝卜 20 g，陈皮 5 g。

烹饪方法: ①将山楂、萝卜、陈皮洗净，切丝备用。②将所有材料放入锅中，加适量水，大火烧开后改用小火煲半小时。③弃渣取汁，加入冰糖继续煮沸即成。

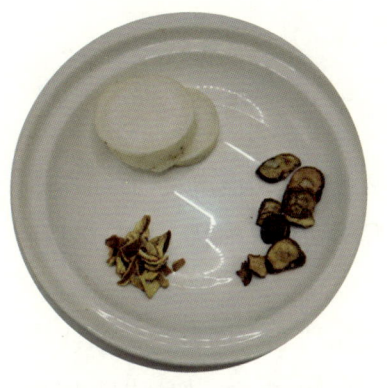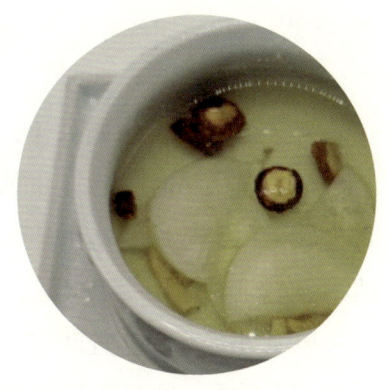

中医小贴士

①**山楂**：《本草经集注》记载，其味酸甘、性微温，归脾、胃、肝经。具有消食化积、行气散瘀的功效。

②**陈皮**：记载于《神农本草经》，其味辛、苦，性温，归脾、肺经。具有理气健脾、燥湿化痰的功效。

③**萝卜**：始载于《本草纲目》，异名莱菔、萝白、芦菔、荠根。味甘、辛，性凉，归脾、胃、肺经。具有消食、下气、化痰的功效。

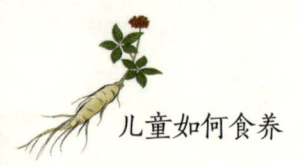

第十二节　儿童五脏偏颇体质

一、心亢质健康调养建议

体质特点：心亢质儿童通常表现为心烦易怒、面红耳赤、舌尖红、口干舌燥、易出汗、睡眠不安稳等症状，还易患口腔溃疡、心肌炎等疾病。

膳食建议：饮食宜清淡，多食用清心火的食物，如莲子、百合、绿豆等。避免辛辣、油腻、刺激性食物，如辣椒、炸鸡、火锅等。宜多喝水，保持体内水分平衡。

起居调摄：保持室内凉爽通风，避免过热环境。规律作息，保证充足的睡眠。穿着应宽松舒适，避免过度保暖。

心理调摄：引导儿童学会情绪管理，避免过度激动和烦躁。鼓励儿童参加有益身心的活动，如绘画、听音乐等。

运动建议：进行适量的有氧运动，如散步、慢跑、八段锦等。

药膳

百合枇杷羹

功　　效：清心安神，润肺止咳。

食　　材：百合20 g，枇杷3个。

烹饪方法:①百合去皮和蒂,洗净备用。②枇杷洗净去皮、核。③将百合、枇杷肉置锅内加适量水,大火煮开后改小火煮15分钟。④加入适量冰糖,待冰糖溶解后加入适量淀粉,拌匀,再煮2分钟即可。

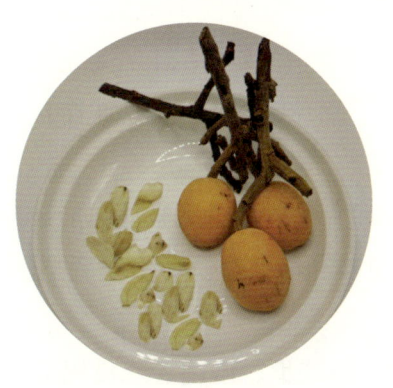 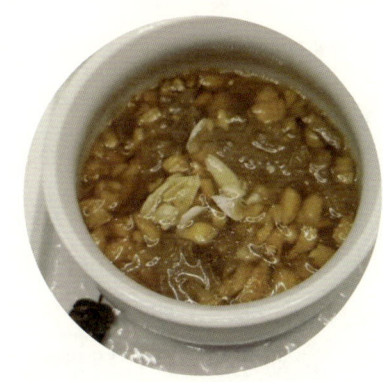

中医小贴士

①**百合:**始载于《神农本草经》,别名番韭、重迈、中庭、摩罗、重箱、强蜀、百合蒜、夜合花草。其味甘,性微寒,归肺、心经。具有润肺止咳、清心安神、滋阴润燥的功效。

②**枇杷:**始载于《名医别录》,其味甘、酸,性凉,归肺、脾经。具有润肺止咳、生津止渴的功效。

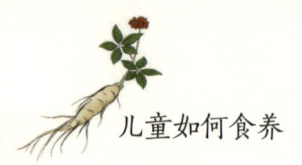

二、肝亢质健康调养建议

体质特点：肝亢质儿童常表现为性情急躁、易怒、好动、睡眠不安、大便干燥等症状，易患抽动障碍、多动症等疾病。

膳食建议：饮食宜清淡易消化，多食用富含维生素的食物，如菠菜、芹菜、香蕉等。避免辛辣、油腻、刺激性食物，如辣椒、肥肉、炸鸡等。适当食用养肝的食物，如枸杞子、菊花等。

起居调摄：保持室内安静舒适，避免噪声干扰。规律作息，保证充足的睡眠。穿着应宽松舒适。

心理调摄：引导儿童学会调节情绪，避免过度激动和紧张。提供温馨和谐的家庭环境，减少争吵和冲突。鼓励儿童参加有益身心的活动，如书法、阅读等。

运动建议：进行适量的运动，如散步、慢跑、八段锦等。避免剧烈运动和过度兴奋。

药膳

天麻炖鲤鱼

功　　效：滋补肝肾、平肝熄风。

食　　材：天麻10 g，川芎3 g，茯苓5 g，鲤鱼1条。

烹饪方法：①天麻、川芎、茯苓洗净，冷水浸泡30分钟。②鲤鱼去内脏，煎至两面微黄，切段备用。③所有药材、葱段、生姜与鲤鱼放入砂锅，加清水，大火煮沸后撇去浮沫。④转小火炖1小时，拣去姜、葱。⑤加适量盐调味即成。

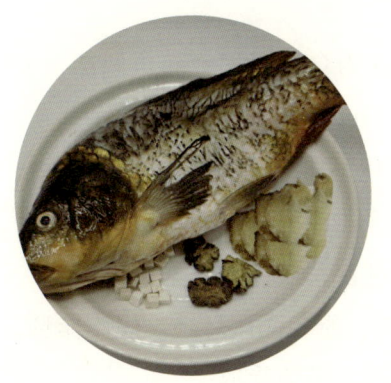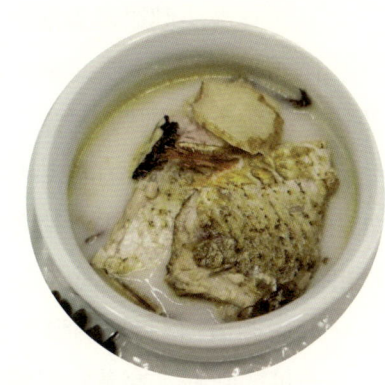

中医小贴士

①**天麻**：始载于《神农本草经》，其味甘，性平，归肝经。具有平抑肝阳、息风止痉、祛风通络的功效。

②**川芎**：始载于《神农本草经》，其味辛，性温，归肝、胆经。具有活血行气、祛风止痛功效。

③**茯苓**：《神农本草经》记载，其味甘，性平。主胸胁逆气，忧恚惊邪，恐悸，心下结痛，寒热烦满，咳逆，止口焦舌干，利小便。

④**鲤鱼**：味甘，性平，归脾、肾、胃经。具有补益脾胃、利水

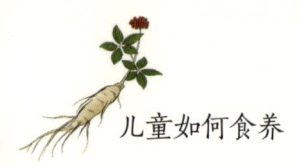
消肿、通乳的功效,对各种水肿、浮肿、腹胀、少尿、乳汁不通皆有益。

三、脾虚质健康调养建议

体质特点:脾虚质儿童常表现为食欲不振、面色偏黄、大便稀、易疲劳等症状,易患消化不良、贫血等疾病。

膳食建议:饮食宜温热易消化,多食用健脾益气的食物,如山药、扁豆、大枣等。避免生冷、油腻、刺激性食物,如冰淇淋、肥肉、辣椒等。定时定量进食,避免暴饮暴食。

起居调摄:保持室内温暖干燥,避免潮湿环境。规律作息,保证充足的睡眠。穿着宜保暖舒适,避免受凉。

心理调摄:引导儿童保持愉快的心情,避免过度焦虑和抑郁。提供温馨和谐的家庭环境。鼓励参加有益身心的活动,如绘画、听音乐等。

运动建议:进行适量的运动,如散步、慢跑、八段锦等。避免剧烈运动和过度劳累。

药膳

四神汤

功　　效:健脾祛湿。

食　　材：茯苓 10 g，山药 10 g，莲子 10 g，芡实 10 g。

烹饪方法：①将上述食材加适量水浸泡 2 小时，药材及药液倒
入锅中（或炖盅内）。②大火煮开后转小火慢炖约 1
小时，至药材熟烂、汤色微黄即可。③可与肉类（如
猪骨、鸡肉等）一起炖煮做成汤品，亦可将食材浸
泡后熬煮搅拌成糊状饮用。

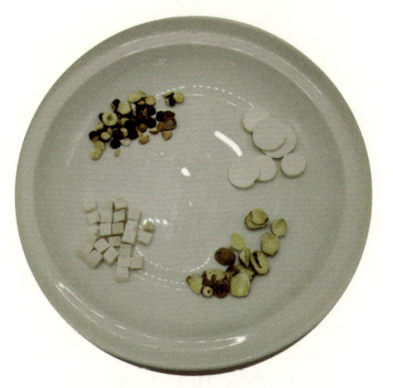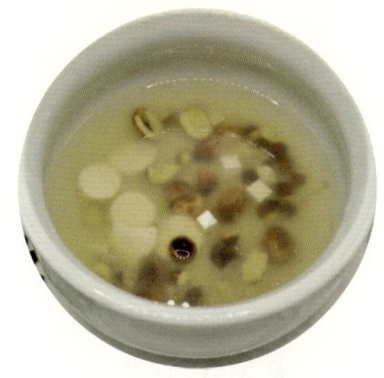

［中医小贴士］

①**山药**：具有健脾养胃、生津益肺、补肾涩精等功效，与其他
药材协同作用，共同达到健脾祛湿、养胃安神之效。

②**莲子**：《本草纲目》中记载莲子："补心肾，益精血。"其味甘、
涩，性平，归脾、肾、心经。可用于治疗脾虚泄泻、肾虚遗精、
心悸失眠等症状。

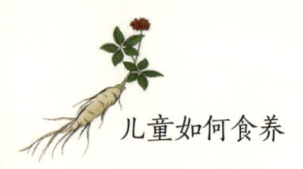

③芡实：始载于《神农本草经》，味甘、涩，性平，归脾、肾经。具有补脾止泻、益肾固精的功效。

④茯苓：味甘、性平，归脾、心、肺、肾经，具有利水渗湿、健脾宁心的功效。在四神汤中，茯苓与其他药材协同作用，增强脾胃的运化能力，从而改善脾虚湿滞的症状，如食欲不振、腹胀、大便溏薄等。

四、肺虚质健康调养建议

体质特点：肺虚质儿童常表现出易感冒、咳嗽、出汗较多等症状，易患呼吸道感染性疾病。

膳食建议：饮食宜清淡易消化，多食用润肺养肺的食物，如雪梨、银耳、百合等。避免辛辣、油腻、刺激性食物，如辣椒、肥肉、炸鸡等。宜多喝水，保持呼吸道湿润。

起居调摄：保持室内空气清新，避免烟雾和异味刺激。规律作息，保证充足的睡眠。穿着宜保暖舒适，避免受凉感冒。

心理调摄：引导儿童保持积极乐观的心态，避免过度焦虑和抑郁。营造温馨和谐的家庭环境。鼓励参加有益身心的活动，如运动、阅读等。

运动建议：进行适量的有氧运动，如散步、慢跑、五禽戏等。避免剧烈运动和过度劳累。

药膳

黄芪百合鹌鹑汤

功　　效：益气升阳、健脾补虚。

食　　材：百合10 g，黄芪15 g，鹌鹑1只。

烹饪方法：①将鹌鹑洗去血水，砍成4块备用。②将切好的鹌鹑倒入沸水中，焯煮3分钟。③将百合、黄芪洗净备用。④将焯好的鹌鹑和药材倒入煲中，加适量清水，大火煲开，转小火40分钟。⑤出锅前加入适量食盐。

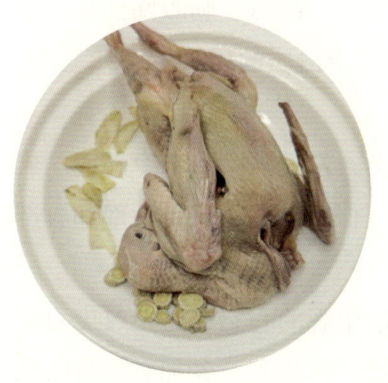 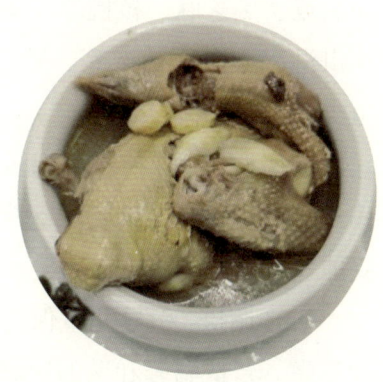

中医小贴士

①**黄芪**：味甘，性微温，归脾、肺经。与鹌鹑、百合搭配可增

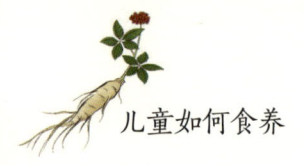

强补脾益胃，润肺止咳的功效。

②**鹌鹑**：味甘，性平，入脾、胃经。具有补中益气、健脾和胃、强筋壮骨的作用。

③**百合**：《名医别录》记载，百合、味甘，性平，主邪气腹胀、心痛，利大小便，补中益气。

五、肾虚质健康调养建议

体质特点：肾虚质儿童常表现为生长发育迟缓、记忆力减退、夜尿频繁，易患遗尿症、佝偻病等疾病。

膳食建议：饮食宜温热易消化，多食用补肾益气的食物，如黑豆、黑芝麻、核桃等。避免生冷、油腻、刺激性食物，如冰淇淋、肥肉、辣椒等。适当增加蛋白质的摄入量，如瘦肉、鱼类等。

起居调摄：保持室内温暖干燥，避免潮湿和寒冷环境。规律作息，保证充足的睡眠。穿着宜保暖舒适，避免腰部和脚部受凉。

心理调摄：引导儿童保持自信乐观的心态，避免过度自卑和焦虑。营造温馨和谐的家庭环境。鼓励儿童参加有益身心的活动，如运动、绘画等。

运动建议：宜进行适量的运动锻炼，如散步、慢跑、八段锦等。避免剧烈运动和过度劳累。

药膳

覆盆子猪肚汤

功　效：温肾健脾，补气固脬。

食　材：覆盆子10 g，菟丝子10 g，桑螵蛸3 g、猪肚1个。

烹饪方法：①用盐将猪肚黏液洗净，再将猪肚翻转备用。②将猪肚倒入沸水中，焯煮2分钟。③将菟丝子、覆盆子等洗净用布包裹备用。④将焯好水的猪肚和菟丝子、覆盆子等倒入煲中，加适量水，大火煲开转小火50分钟。⑤出锅前取出布包，加入适量食盐。

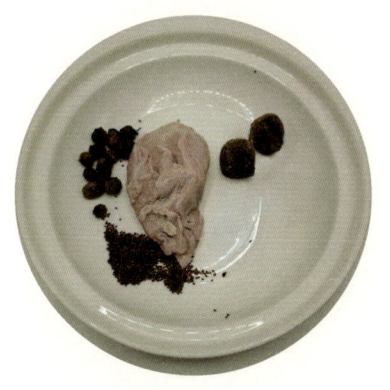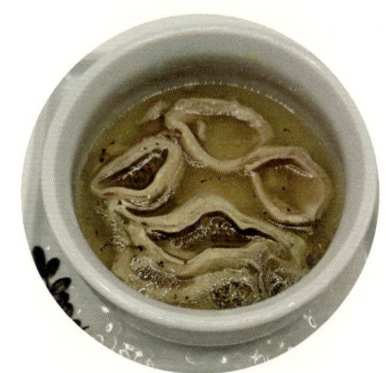

〔中医小贴士〕

①**覆盆子：**始载于《名医别录》，其味甘、酸，性温，归肝、肾、

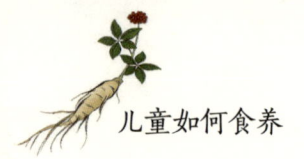

膀胱经。具有益肾固精缩尿、养肝明目的功效。

②**菟丝子**：始载于《神农本草经》，味辛、甘，性平，归肝、肾、脾经。具有补肾益精、养肝明目、止泻的功效。

③**桑螵蛸**：始载于《神农本草经》，味甘、咸，性平，归肝、肾经。具有补肾助阳、固精缩尿的功效。

④**猪肚**：《神农本草经疏》中记载猪肚："为补脾胃之要品，脾胃得补，则中气益。"其味甘，性温，归脾、胃经。具有补虚损，健脾胃之效。

第四章

季节变换下的药膳调理

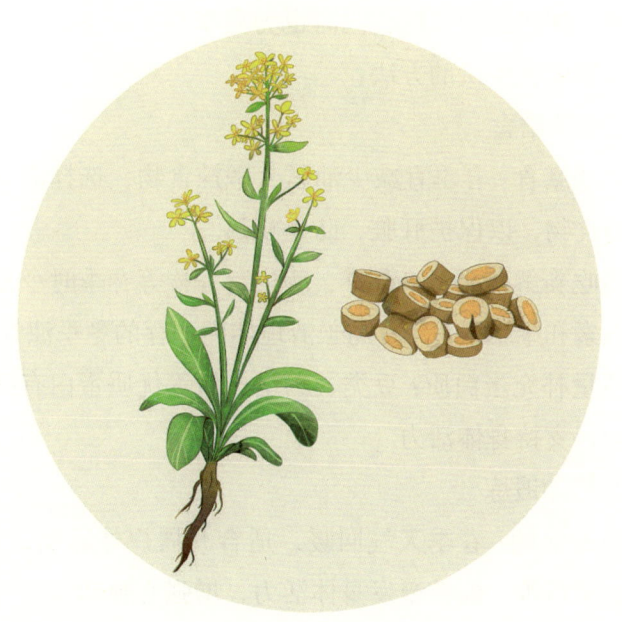

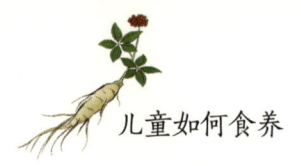
第一节　春季助长生机

春季是一年中阳气升发的季节，人体的阳气也随之上升，脏腑功能活跃，是儿童生长发育的黄金时期。此时，利用中医中药调补儿童脾肾，疏通经络、调畅气血，可以促进儿童的生长发育，达到事半功倍的效果。

春季养生应当遵循、顺应自然界阳气萌发的趋势，生发自身阳气，调畅肝胆气机，同时也为夏季养生打下基础。以下是几种春季助长生机的方法：

1.调节膳食

清淡膳食：春季宜减少油腻、辛辣食物，选择清淡、容易消化的食物，以保护肝脏，防止积热。

多吃新鲜蔬果：如春笋、菠菜、香椿等春季时令蔬菜，富含纤维素和维生素C，有助于清理体内积存的冬季浊气。

适量补充蛋白质：豆类、鸡蛋、鱼等优质蛋白有助于增强抵抗力，支持身体活力。

2. 运动锻炼

户外活动：春季天气回暖，适合开展户外运动，如散步、慢跑、骑行等，能够激发身体活力，增强心肺功能。

伸展练习：如广播体操、跳绳、跳高等拉伸身体的运动，可以疏通筋骨，提升柔韧性，缓解因冬季较少活动而产生的僵硬感。

保持规律运动：每周锻炼3～4次，每次30分钟，有助于提升代谢，调节情绪。

3. 生活作息

早睡早起：春季阳气逐渐增长，适合早睡早起，顺应身体的自然节律，帮助精力恢复。

避免熬夜：充足的睡眠有助于肝脏的自我修复，春季熬夜容易加重疲劳感。

阳光充足：多晒太阳有助于调节情绪和促进体内维生素D的生成，提升免疫力。

4. 调和情志

放松心情：春季养生也要注意情志调节，适度放松心情，减少紧张、焦虑等情绪，以帮助气血顺畅。

释放压力：可以通过听音乐、绘画、冥想等方式来舒缓心情。

与人交流：适当与家人、朋友交流，增强情感联系，也有助于心理健康。

5. 药膳调理

滋补肝脾：春季是调理肝脾的好时机，适量选择如枸杞菊花茶、山药百合粥等养生药膳，有助于疏肝理气、调理脾胃。

祛湿达肝：如薏米红豆粥、荠菜豆腐汤等食疗，可以帮助清热解毒、祛湿气，增强免疫力。

春季助长生机的注意事项：

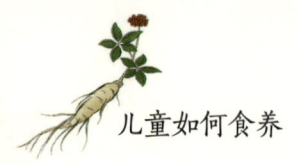
避免过度劳累：春季虽然是生长发育的黄金时期，但也要注意避免过度劳累，保证充足的休息和睡眠。

注意保暖：春季天气多变，时寒时暖，同时人体肌腠疏松，对外邪抵抗能力减弱，所以春天来时不要立即脱去厚衣服，尤其是体质虚弱的儿童。

避免过度进补：春季助长生机并不意味着要过度进补，而是要根据儿童的实际情况，合理调整膳食和生活习惯，以促进生长发育。

总的来说，春季助长生机是一个综合性的过程，需要从膳食、运动、睡眠、中医调理等多个方面入手，以促进儿童的生长发育，增强生命力和活力。

药膳一

春笋炖鸡汤

功　　效：补气健脾，清热化积。适合体质虚弱、脾胃虚弱、消化不良者，尤其是春季肝火旺盛、体内湿气重、免疫力低下的儿童。

食　　材：春笋150 g，鸡肉300 g，枸杞子10 g。

烹饪方法：①春笋洗净切片或切块，鸡肉切块焯水去腥，枸杞子用温水浸泡备用。②在砂锅或炖锅中加入清水，放入焯好的鸡肉、生姜片和春笋，开大火煮沸后，改小火慢炖1小时。③加入枸杞子，继续炖5～10分钟。④加盐调味后即可食用。

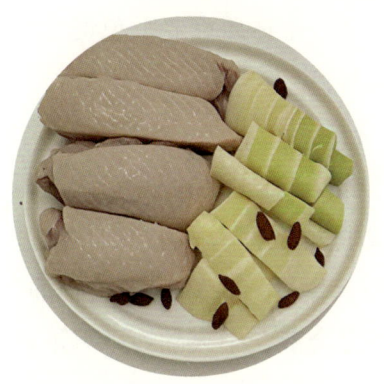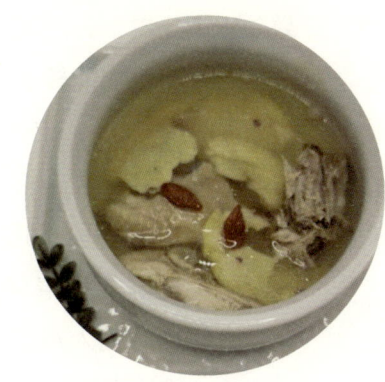

中医小贴士

①**春笋**：始载于《本草纲目拾遗》，性寒，味甘。具有清热化痰、健脾开胃、利尿通便的功效。

②**鸡肉**：始载于《神农本草经》，味甘，性温，归脾、胃经。具有补中益气、滋补强身、温中益脾的功效。

③**枸杞子**：始载于《神农本草经》，性平，味甘。具有滋补肝肾、益精明目、润肺的功效。

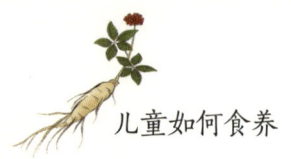
药膳二

香椿炒鸡蛋

功　　效：健脾开胃，行气疏肝。适合于体质虚弱、免疫力低下、消化功能较弱的儿童。

食　　材：香椿约100 g，鸡蛋2～3颗。

烹饪方法：①将香椿芽洗净，用开水焯一下（约30秒），捞出沥干，切成小段备用。②将鸡蛋打入碗中，加入盐，加入切好的香椿芽，搅拌混合。③热锅加植物油，待油热后倒入鸡蛋香椿混合液，中火翻炒至鸡蛋熟透，盛出即可。

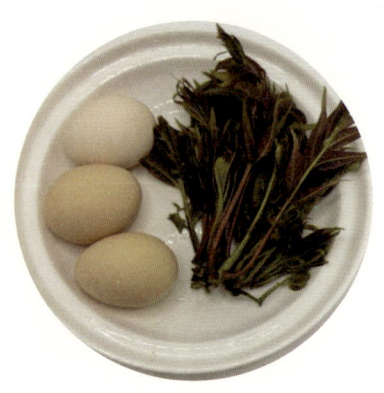
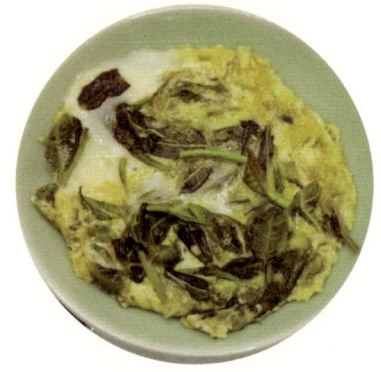

[中医小贴士]

①**香椿**：始载于《本草图经》，性凉，味苦、辛。具有清热解毒、健脾开胃、行气止痛的功效。

②**鸡蛋**：始载于《神农本草经》，性平，味甘，归肺、脾、胃经。有滋阴润燥、养血安神的功效。适合日常食用，尤其适合在煮汤时和中药材一同搭配，提高补气、滋阴的效果。

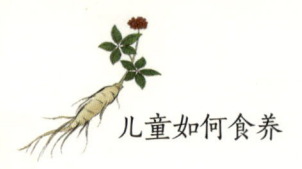
第二节　夏季防暑降温

夏三月，始于立夏，止于立秋前，经立夏、小满、芒种、夏至、小暑、大暑六个节气。夏季为四季之盛，万象之华，阳气盛大，日长夜短，气候炎热，雨水充沛，万物茂盛，繁华而秀丽。

夏季养生应当与自然界阳气的盛大相一致，适当地活动，使气血活跃，玄府开泄，新旧更迭，同时也可养护心阳，但更应注意暑热为患。以下是几种夏季防暑降温的方法：

1.调节膳食

多喝水：保持身体水分充足，避免过多摄入含糖饮料、咖啡和酒精，因它们可能导致脱水。

补充电解质：在大量出汗后，可以通过喝淡盐水或吃水果来补充电解质，如西瓜、橙子等。

多吃清凉食物：如绿豆汤、莲子、百合、黄瓜、苦瓜等，这些食物有助于清热解暑。

少吃辛辣、油腻食物：这类食物会加重体内热量负担，不利于防暑降温。

2.运动锻炼

选择合适的时间：选择在清晨或傍晚进行运动，如早上7～9点，傍晚6～8点。尽量避免在中午12点至下午4点之间进行户外运动。

选择合适的运动方式：游泳、散步、慢跑等，水中运动可以有效降低体温，锻炼全身肌肉。儿童进行有氧运动时要注意控制运动强度，注意防晒，避免过度疲劳。

3. 生活作息

保证充足的睡眠：夏季昼长夜短，但仍要保证每天10小时的睡眠时间。中午可以适当午休，午休时间以30分钟至1小时为宜。

创造舒适的居住环境：保持室内通风良好，可以使用风扇、空调等调节室内温度。空调温度一般控制在26℃左右较为适宜，避免室内外温差过大引发感冒等疾病。

4. 调和情志

保持心情舒畅：夏季天气炎热，容易使人烦躁不安。可以通过听音乐、阅读、绘画等方式来舒缓情绪。

避免情绪过激：尽量避免焦虑、愤怒等不良情绪，可以通过深呼吸、冥想等方式来调节自身情绪。

夏季防暑降温的注意事项：

避免长时间暴露在阳光下：如果需要外出，除了做好防晒措施外，要尽量缩短在阳光下的停留时间。长时间暴露在阳光下可能会导致中暑、晒伤等问题。

通过这些方法可以有效帮助身体清凉解暑，降低中暑和脱水的风险，让夏季更加舒适健康。

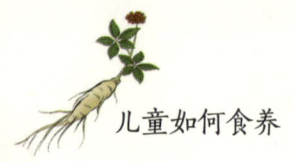
药膳一

薄荷绿豆汤

功　　效：清热利尿，疏风消暑。适合春夏季因燥热而导致的
咽喉干痛、口干口渴、烦躁不安的儿童。

食　　材：绿豆100 g，薄荷5～10 g。

烹饪方法：①将绿豆洗净，用清水浸泡30分钟。②将绿豆倒入
锅中，加入清水，煮至绿豆开花、汤色呈淡绿色。
③在绿豆汤快煮好的时候加入薄荷叶，再煮3～5分
钟即可。④根据个人喜好加入冰糖调味。

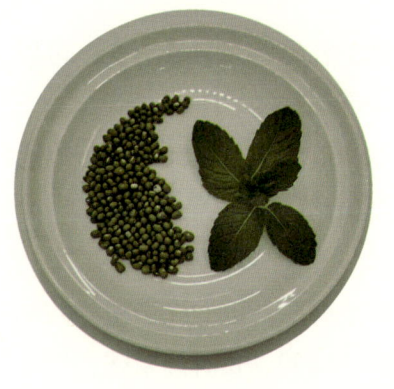
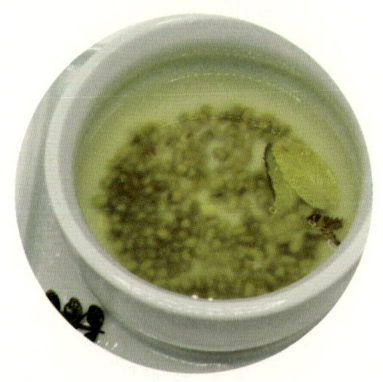

中医小贴士

①绿豆：始载于《开宝本草》，性寒、味甘，归心、胃经。有清

热解毒、消暑利尿、消肿止渴的功效。适合因暑热引起的咽干口渴、身体燥热、皮肤起疹等症状。

②薄荷：始载于《新修本草》，性凉、味辛，归肺、肝经。有疏风散热、清利咽喉、疏肝解郁的功效。薄荷还能舒缓因肝气郁结引起的情绪紧张，帮助调节情志。

药膳二

丝瓜瘦肉汤

功　　效：清热解毒，润肺化痰。适用于口干咽痛、咳嗽痰多、皮肤干燥、肝火旺盛的儿童，尤其适合春夏季容易上火的儿童。

食　　材：丝瓜250 g，猪肉100 g，生姜片3片，枸杞子3～5 g。

烹饪方法：①丝瓜去皮、切块，猪肉切片，枸杞子洗净备用。②锅中加入清水，放入生姜片煮沸。③水开后加入猪肉片，煮至瘦肉变色。④将丝瓜块放入锅中，用中小火煮10～15分钟，直至丝瓜变软。⑤加入枸杞子再煮2分钟后，加适量盐调味。

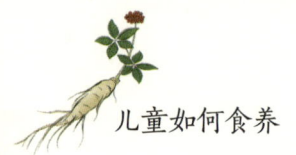

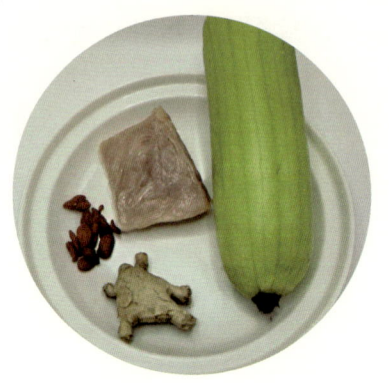
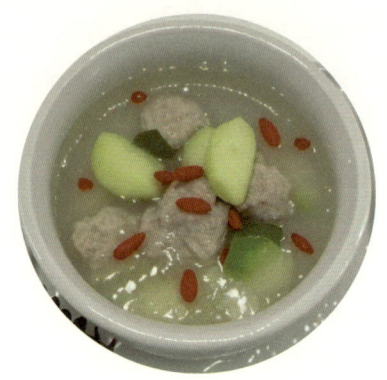

中医小贴士

①丝瓜:始载于《救荒本草》,性凉,味甘,归肺、肝、胃、大肠经。有清热解毒、通经活络、润肤美容、化痰止咳的功效。

②猪肉:始载于《本草经集注》,性微寒,味甘、咸,归脾、胃、肺经。有补气养血、滋阴润燥的功效。

③生姜:《汤液本草》记载:"气温,味辛。辛而甘,微温,气味俱轻,阳也。无毒……主伤寒头痛鼻塞,咳逆上气。止呕吐,治痰嗽。"

④枸杞子:《食疗本草》记载枸杞子"坚筋能老,除风,补益筋骨,能益人,去虚劳"。

第三节　长夏清除暑湿

　　长夏始于小暑，止于处暑前，历经小暑、大暑、立秋、处暑四个节气。长夏为四季之转承、万物之调养，暑湿交加，昼热夜闷，气候湿热，雨水频仍，万物氤氲，浓郁而厚实。长夏暑湿较夏季单纯暑热更为复杂，故称为湿暑盛季。长夏暑湿极易伤及人体阳气。

　　长夏养生应当与自然界暑湿的特性相适应，通过适当调理，使脾胃健运，水湿运化，清浊分清，同时清除暑湿。以下是几种长夏清除暑湿的方法：

　　1. 调节膳食

　　多吃清热利湿食物：可以选择冬瓜、薏苡仁、黄瓜等。

　　避免生冷油腻食物：生冷食物如冰淇淋、冰镇饮料等，会损伤脾胃阳气，加重暑湿。油腻食物如油炸食品、肥肉等，不易消化，容易在体内产生湿气。

　　2. 运动锻炼

　　选择合适的运动时间：清晨或傍晚时分比较适合运动。

　　选择合适的运动方式：瑜伽、散步等，能够促进身体的血液循环和新陈代谢，调节身体的气血运行，增强身体对暑湿的抵抗力。

　　3.生活作息

　　保证充足睡眠：长夏昼长夜短，尽量保证学龄前儿童每日

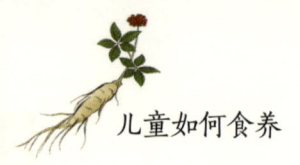

10～13小时，中小学生每日8～10小时的睡眠时间。晚上宜在9点前入睡，有助于肝胆的排毒，从而调节身体的水湿代谢。

午休：适当午休30分钟至1小时，可以恢复体力，调节身体机能。

4.调和情志

保持心态平和：长夏天气炎热，容易使人烦躁不安。可以通过听音乐、阅读等方式来调整自己的心态，避免情绪过激。

积极社交：与朋友、家人交流互动，参加一些社交活动。

5.中医调理

艾灸穴位

足三里穴：位于小腿外侧，犊鼻下3寸。艾灸足三里穴可以调节脾胃功能，增强人体免疫力，有助于祛除暑湿。

中脘穴：位于上腹部，前正中线上，当脐中上4寸。艾灸此穴位可健脾和胃，利湿。

长夏清除暑湿的注意事项：

避免过度贪凉：长夏炎热，但空调温度不宜过低，一般设置在26℃左右为宜。也不要过度食用冷饮，以免损伤身体阳气。

注意饮水：适量饮水，选择喝一些温水或者淡盐水，补充身体因出汗而流失的水分和电解质。

药膳一

莲子芡实糕

功　　效：健脾补肾，渗湿利水。适用于出现精神疲倦、食欲欠佳，全身困重，腹痛或腹泻等脾虚湿重、暑湿困扰的儿童。

食　　材：莲子100 g，芡实100 g，糯米100 g。

烹饪方法：①莲子、芡实洗净后浸泡2小时以上，直至变软。②将泡软的莲子和芡实放入蒸锅中蒸熟或煮烂（约30分钟），然后捣成泥。③将糯米打成粉与莲子芡实泥、适量冰糖一起混合，揉成面团。④将面团搓成长条，切块或用模具压制图案，蒸锅大火蒸20分钟至熟透。⑤蒸好的莲子芡实糕放凉至室温后即可切片食用。

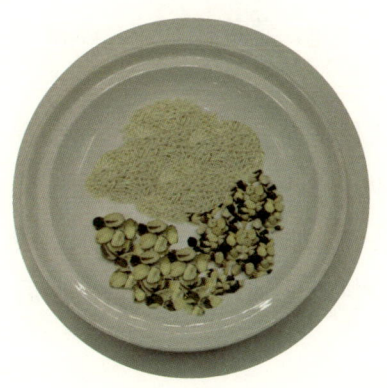
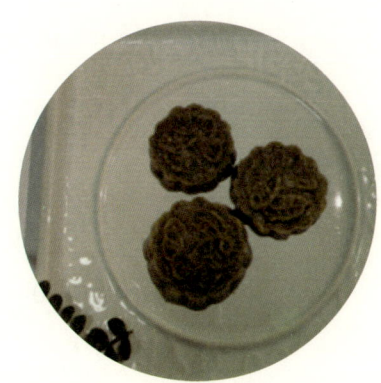

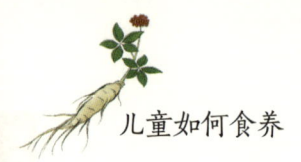

┌─────────────┐
│ 中医小贴士 │
└─────────────┘

①**莲子**：味涩，性平和，入脾、肾、心三经。具有补脾止泻、益肾涩精、养心安神的功效。

②**芡实**：味涩，性平，归脾、肾经。具有益肾固精、补脾止泻的功效。

③**糯米**：始载于《千金要方·食治》，别称红米、元米。其味甘，性温，归脾、胃、肺经。具有补中益气、健脾止泻的功能。

药膳二

陈皮茯苓饮

功　　效：燥湿健脾，理气化痰。适用于因湿气滞留导致的脾胃不适、食欲不振、身体沉重等症状的儿童。

食　　材：陈皮3～5 g，茯苓10～15 g，薏苡仁10 g，冰糖或蜂蜜适量。

烹饪方法：①将陈皮、茯苓、薏苡仁洗净。②将薏苡仁和茯苓稍加浸泡10分钟，有助于煮出药效。③将陈皮、茯苓和薏苡仁一起放入锅中，加入约500 mL清水，煮沸后转小火煮20～30分钟。④加入冰糖或待变温后加入蜂蜜调味。

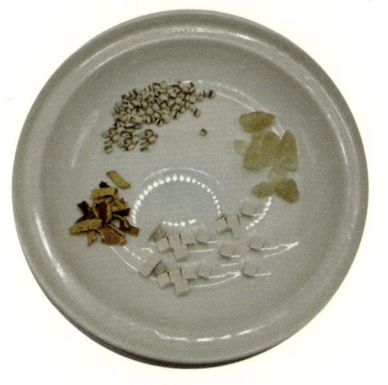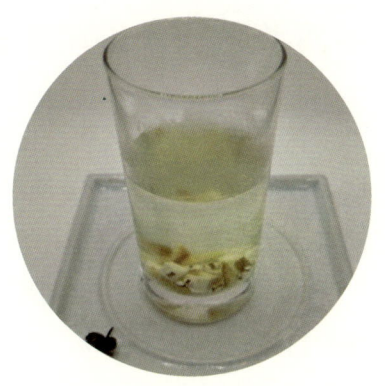

中医小贴士

①**陈皮**：载于《神农本草经》，其味辛、苦，性温，归脾、肺经。具有理气健脾、燥湿化痰的功效。

②**茯苓**：《本草纲目》中记载，其味甘，性平，无毒，归心、肺、脾、肾经。能利水渗湿，健脾宁心，利水道，益脾胃，止泄精，除湿痹。

③**薏苡仁**：始载于《神农本草经》，性凉，味甘、淡，归脾、胃、肺经。有利水渗湿、健脾止泻、除痹、排脓、解毒散结的功效。

101

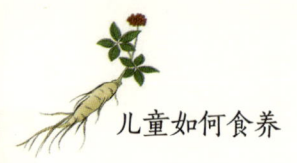

第四节　秋季滋阴润燥

秋三月，起于立秋，止于立冬前，经立秋、处暑、白露、秋分、寒露、霜降六个节气。秋季为肃杀之始，万物盛极而敛，收敛成实。

秋季养生应当注意滋阴润燥，以免燥邪为患；同时遵从肃杀的趋势，使阳气收敛、养护阴气。若阳气收敛不足，秋季变为虚寒，易生泄泻，至冬季闭藏无源，易招致多种虚寒性病证。以下是几种秋季滋阴润燥的方法：

1.调节膳食

多吃滋阴食物：如梨、银耳、百合等。

适当饮水：秋季应多喝温水或具有滋阴润燥功效的茶饮，如蜂蜜柚子茶。

少食辛辣、油炸、烧烤等食物：辛辣油腻之品，辛温助热，容易耗伤阴津。

2.运动锻炼

运动时间：尽量选择在早晨或傍晚进行运动，避免中午阳光强烈时运动。

选择适宜的运动方式：进行一些较为舒缓的运动，如太极拳、散步等。不仅可以促进气血流通，调节身体机能，还能呼吸新鲜空气，增强身体的新陈代谢。

3.生活作息

调整室内湿度：室内湿度保持在40%~60%的范围内，有助于缓解皮肤干燥、呼吸道干燥等问题。

早睡早起：秋季应遵循"早卧早起，与鸡俱兴"的原则。建议晚上9点半之前入睡，早上6~7点起床。

4. 调和情志

保持心境平和：秋季容易使人产生悲秋情绪，可以通过阅读、听音乐等方式调整儿童的心态，避免情绪波动过大。

培养兴趣爱好：如绘画、书法等，专注于儿童自身感兴趣的事情，能够转移注意力，使其情志舒畅，缓解思虑伤脾，使气血生化充盛，同时气机通畅，有助于滋阴润燥。

秋季滋阴润燥的注意事项：

避免过度劳累：无论是体力劳动还是脑力劳动，过度劳累都会耗伤气血和阴液，所以要注意劳逸结合。

防止燥邪侵袭：秋季天气干燥，外出时可给儿童适当涂抹润唇膏、润肤霜等，保护皮肤和嘴唇免受燥邪伤害。室内可使用加湿器，保持空气湿度。

注意防寒保暖：注意昼夜温差变化，做好防寒保暖的措施，避免受凉。

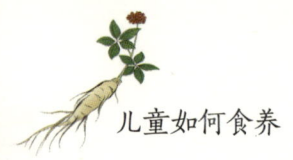

药膳一

蜂蜜柚子茶

功　　效：滋阴润燥，止咳化痰。适合秋季干燥引起的咽喉干痛、口干舌燥、皮肤干燥、干咳少痰、便秘等症状的儿童。

食　　材：柚子半个（约500 g），蜂蜜 300 g。

烹饪方法：①柚子去皮，取果肉，去掉白色内膜，以免苦味太重。②将柚子皮切成细丝，用清水泡30分钟后焯水，以去除苦涩味。③锅中加清水，放入柚子皮和果肉，小火熬煮30分钟至果肉和皮软烂。④待茶底稍冷却后（约40℃以下），加入蜂蜜搅拌均匀，盛入密封罐中保存。

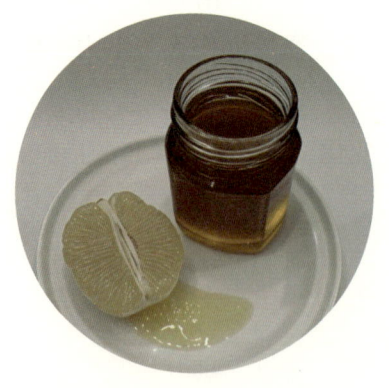
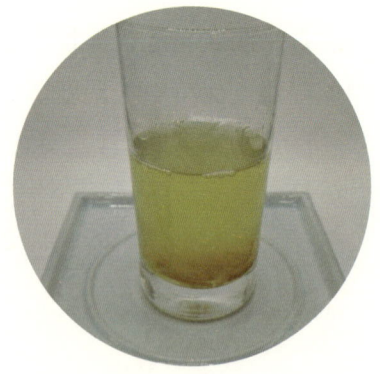

[中医小贴士]

①柚子：始载于《本草经集注》，性寒，味甘、酸，归肺、脾、胃经。有清热化痰、润肺健脾的功效，适合秋季润燥、生津止渴。
②蜂蜜：始载于《神农本草经》，性平，味甘，归肺、脾、大肠经。有补中益气、润肠通便的功效，对缓解秋季干燥症状效果显著。

药膳二

秋梨膏

功　　效： 生津润肺，止咳化痰。适用于阴虚肺热而出现咳嗽无痰，或痰少黏稠，甚则胸闷喘促，口干咽燥，心烦音哑，皮肤干燥，大便燥结等症状的儿童。

食　　材： 梨5～6个，冰糖200 g，生姜片2～3片，川贝母10 g，蜂蜜50 g。

烹饪方法： ①将梨洗净，去核切块，不去皮，以保持营养。②将切块的梨用榨汁机榨出梨汁，备用。③用细筛网过滤梨汁，以去除果肉渣，取纯净的梨汁。④将梨汁倒入锅中，加入冰糖、生姜片、川贝母，小火慢熬，不断搅拌，熬至梨汁浓稠，呈膏状即可（约2～3小时），关火放凉。⑤待梨膏微温时加入蜂蜜，充分搅拌均匀。

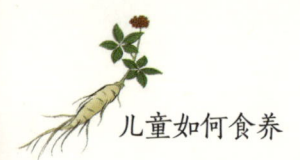

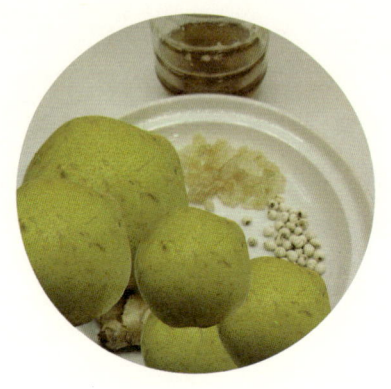 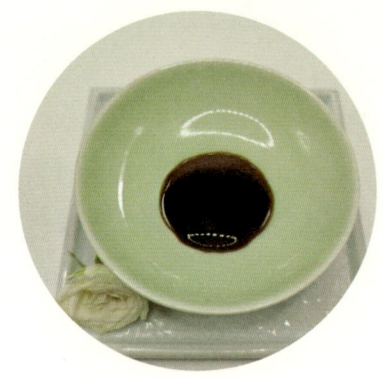

中医小贴士

①**梨**：始载于《名医别录》，性凉，味甘、微酸，归肺、胃经。有滋阴润燥、清热解毒的功效。

②**生姜**：始载于《名医别录》，性温，味辛，归肺、脾、胃经。有温中散寒、化痰止咳的功效。

③**川贝母**：《本草汇言》中记载："贝母，开郁、下气、化痰之药也。"性微寒，味苦、甘，归肺、心经。有清热化痰、润肺止咳的功效。

④**蜂蜜**：味甘，性平，无毒。归脾、肺、大肠经。《本草纲目》原文记载："主治心腹邪气，诸惊痫痉，安五脏诸不足，益气补中，止痛解毒，除众病，和百药。久服，强志轻身，不饥不老，延年伸仙"。

⑤**冰糖**：味甘，性平，无毒。入脾、肺二经。补中益气，和胃润肺。主治脾胃气虚、肺燥咳嗽。

第五节　冬季温补暖身

冬三月，始于立冬，止于立春前，经立冬、小雪、大雪、冬至、小寒、大寒六个节气。秋季之后，阳气逐渐消尽而藏于地下，阴气由此增长而主权当令。冬季为封藏之时，阳气消尽，阴气主时，天寒地冻，草木凋零，万物蛰伏。

冬季养生应当遵从自然界闭藏的特点，保养阴精，潜藏阳气。以下是几种冬季温补暖身的方法：

1.调节膳食

增加温热性食物摄入：多吃羊肉、牛肉等肉类，富含蛋白质和脂肪，能提供较多的热量。多吃坚果类，如核桃、栗子等，含有丰富的不饱和脂肪酸和碳水化合物。

食用根茎类蔬菜：像胡萝卜、山药等根茎类蔬菜，冬季食用可以补充身体所需的能量。

2. 运动锻炼

户外运动：进行一些如慢跑、散步、登山之类的户外运动，能促进血液循环，增强体质。

室内运动：如跳绳、广播体操等，能促进气血流通，达到热身的效果。

3.生活作息

早睡晚起：冬季日照时间短，应遵循自然规律，早睡晚起。一般晚上9点前入睡，早上7～8点起床较为合适。注意保暖，

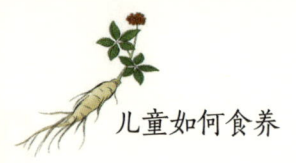

睡觉时要盖好被子，尤其是背部、腹部等部位。

泡脚：每晚用热水泡脚，可在水中加入艾叶、花椒等中药材，促进血液循环，改善睡眠质量。

晒太阳：冬季应多晒太阳，促进维生素D的合成，尤其晒后背可以补充阳气，同时阳光的热量能让身体暖和。

4.调和情志

保持乐观心态：冬季宜多参加一些社交活动，如户外兴趣班等，分享生活中的趣事，保持乐观积极的心态。

培养兴趣爱好：培养儿童的兴趣爱好，如讲故事、做游戏、唱歌、跳舞等，有助于保持愉悦的心情，赶走"抑郁"情绪。

冬季温补暖身的注意事项：

在饮食、运动等方面都要遵循适度原则。比如食用温热性食物不宜过量，否则可能会引起上火；运动锻炼也要根据自己的身体状况适度进行，避免过度劳累或者受伤。

药膳一

羊肉枸杞子汤

功　　效：滋补肝肾，益精明目。适合在寒冷的冬季食用，特别适合畏寒肢冷、头晕耳鸣、乏力气短、双目干涩、眼花等肝肾不足的儿童。

食　材：羊肉约500 g，枸杞子20 g，生姜3～4片，大枣4～6颗。

烹饪方法：①羊肉洗净后切块，用冷水浸泡15分钟去血水。②将羊肉放入锅中，加入冷水，煮沸后撇去浮沫，捞出用温水冲净备用。③锅中加入适量清水，放入羊肉块、姜片、葱段，水开后转小火炖煮约1小时。④炖至羊肉酥烂，加入枸杞子和大枣，继续炖煮约20分钟，出锅前加盐调味即可。

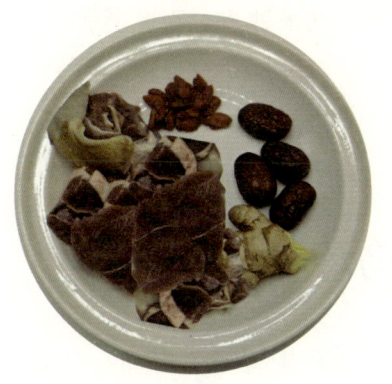 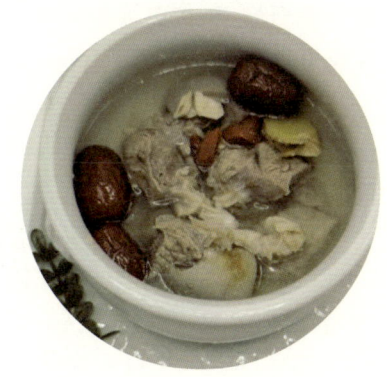

中医小贴士

①**羊肉：**《本草纲目》中记载羊肉："补可去弱，人参、羊肉之属。人参补气，羊肉补形。"性温，味甘，归脾、胃、肾经。有温补脾肾、益气血的功效，适合畏寒怕冷、手脚冰凉、体虚气弱的人群。

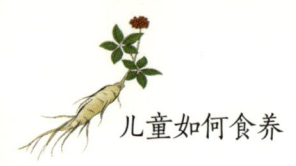

②**枸杞子**:《本草纲目》中记载:"枸杞,主五内邪气,热中消渴,周痹风湿。久服,坚筋骨……易颜色,变白,明目安神,令人长寿。"其性平,味甘,归肝、肾经。有滋补肝肾、益精明目的功效。

③**生姜**:始载于《名医别录》,性温,味辛,归肺、脾、胃经。有解表散寒、温中止呕、化痰止咳的功效,特别适合寒湿引起的不适,具有暖胃驱寒的作用。

④**大枣**:始载于《神农本草经》,性温,味甘,归脾、胃经。有补中益气、养血安神的功效。适用于气血两虚、面色萎黄、失眠多梦等情况。

药膳二

猪肚鸡汤

功　效: 健脾养胃,温中补虚。适合于胃寒、胃痛、气虚、体虚、食欲不振、消化不良、手脚冰冷、怕冷等症状的儿童。

食　材: 鸡肉300 g,猪肚200 g,党参10 g,山药20 g,枸杞子10 g,大枣 4~5颗。

烹饪方法: ①将鸡肉清洗、切块、焯水。②用盐搓洗掉猪肚内黏液,清洗后焯水。③在锅中加入清水,放入猪肚、鸡肉、党参、山药、枸杞子、大枣,煮沸后转小火炖煮约1.5～2小时，至猪肚软烂、鸡肉鲜嫩。④加入盐调味即可。

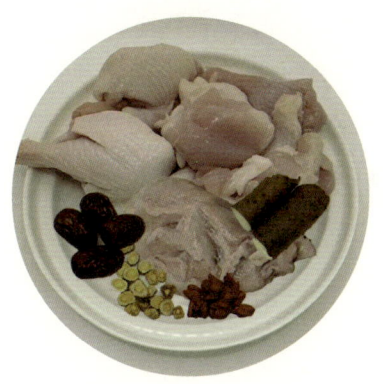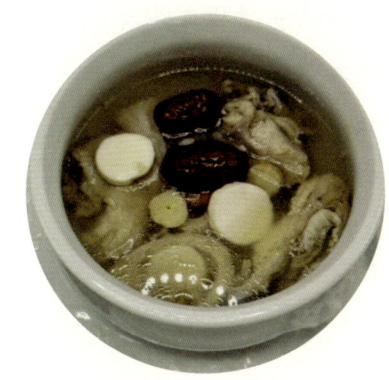

中医小贴士

①**鸡肉**：始载于《神农本草经》，性温，味甘，归脾、胃经。有补中益气、滋养脾胃的功效，尤其适合体虚、疲劳乏力、食欲不振的人群。

②**猪肚**：《神农本草经疏》中记载猪肚："为补脾胃之要品，脾胃得补，则中气益。"其性温，味甘，归脾、胃经。有健脾胃、补虚损的功效，能增强消化功能，适用于脾胃虚弱、食欲不振、胃寒胃痛者。

③**党参**：始载于《本草从新》，性平，味甘，归脾、肺经。有补中益气、健脾养胃的功效。可以用于脾胃虚弱、气血不足的情况，有助于改善食欲不振、乏力等症状。

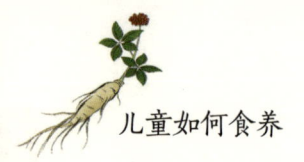

④**山药**：性平，味甘，归脾、肺、肾经。有健脾养胃、益肺生津的功效。

⑤**枸杞子**：《本草纲目》记载枸杞子能"补精气诸不足"。

⑥**大枣**：《医学衷中参西录》记载："味甘微辛，性温。其津液浓厚滑润，最能滋养血脉、润泽肌肉、强健脾胃、固肠止泻、调和百药，能缓猛药健悍之性，使不伤脾胃。"

第六节　季节转换时期

在季节交替的转换时期，人体内的气机（即气血流动）会受到气温、湿度和昼夜变化的影响，出现"内外失和"的现象。养生不仅要了解人体在四时气候出现的生理变化，更应了解和掌握四时的发病规律，根据季节交替时的天地阴阳变化，通过对起居、饮食、情志等生命活动方式的调整，结合人自身生理特点，达到与自然和谐统一的健康状态。

顺应季节规律并非被动地适应，而是采取积极主动的态度，与天地协调一致，和谐共存，掌握自然变化的规律，按照不同季节特点进行适时调整，以期防御外邪的侵袭，保证身心健康。以下是几种四季转换时期的调摄方法：

1. 调节膳食

季节交替时期人体需要调整饮食以适应气候变化。根据中医五行学说，五脏六腑和季节变化密切相关，通过合理的膳食搭配来护养脏腑，达到健康平衡。

春夏之交（养肝护脾）：适当食用绿豆、莲藕、黄瓜等清凉食物，同时搭配健脾益气的山药、大枣等，帮助脾胃适应气温升高。

夏秋之交（清热润燥）：夏季湿热未退、秋季干燥来临，此时多食清热解毒的绿豆、苦瓜，以及滋阴润燥的梨、百合、银耳等。

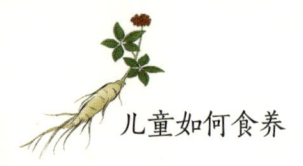

秋冬之交（润燥温补）：多食健脾润燥的食材，如胡萝卜、蜂蜜、白萝卜等，适当搭配温补食材如羊肉、生姜等以增强阳气。

冬春之交（温养护肝）：冬春交替时肝气旺盛，但人体阳气尚未完全生发，此时应吃具有生发之气的食材，如韭菜、豆芽、山药等，辅助肝气疏泄。

2. 运动锻炼

季节交替时期，适度运动有助于促进气血流通、增强抵抗力，但运动量和形式应根据季节变化来调整。

3. 生活作息

季节转换时，保持良好作息尤为重要。作息的变化应遵循"春夏养阳，秋冬养阴"的原则，以顺应自然节律。

4. 调和情志

季节转换时，情绪也会受到气候影响。例如，春天容易烦躁，秋天容易悲伤，因此保持心理平衡尤为重要。中医主张"内外调和"，即调节好情绪能增强身体免疫力。

季节转换时期的注意事项：

季节交替时期人体的适应力会被气温和湿度变化所影响，容易出现免疫力下降、感冒、过敏等问题。因此，在这个时候应格外注意保健和生活方式的调整，以维持身体健康。季节交替时期，气温波动大，尤其是昼夜温差明显，及时增减衣物有助于防止感冒、呼吸道感染等问题。

药膳一

枸杞子菊花决明子茶

功　　效： 清肝明目，润肠通便。适用于气候变化大、免疫力低下、眼部疲劳、烦躁易怒、多动、眨眼频繁、易上火和便秘等症状的儿童。

食　　材： 枸杞子10 g，菊花5 g，决明子5 g。

烹饪方法： ①枸杞子、菊花、决明子用清水洗净。②将所有材料放入茶杯或茶壶中，加入300～500 mL的沸水，盖上盖子闷泡5～10分钟。③闷泡后可过滤茶渣，取茶汤饮用。

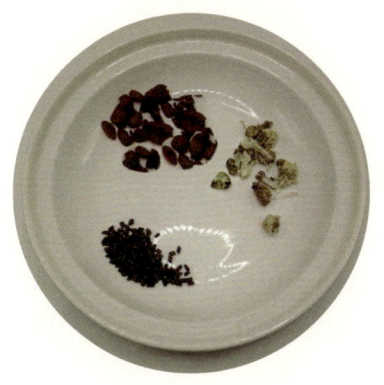
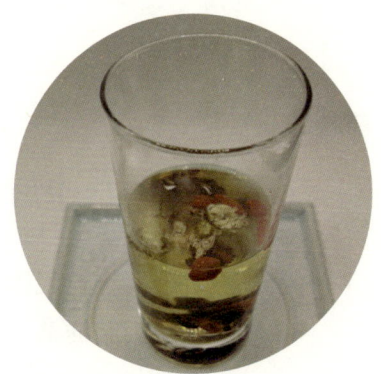

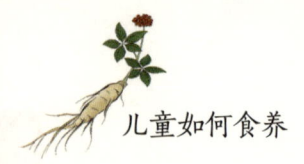

〔中医小贴士〕

①**枸杞子**:《本草纲目》中记载:"枸杞,主五内邪气,热中消渴,周痹风湿。久服,坚筋骨……易颜色,变白,明目安神,令人长寿。"其性平,味甘,归肝、肾经。有滋补肝肾、益精明目的功效。

②**菊花**:始载于《神农本草经》,性微寒,味辛、苦、甘,归肺、肝经。有清热解毒、平肝明目、疏风散热的功效。常用于头痛、眼睛干涩、肝火上炎、视力模糊、感冒发热等症状。

③**决明子**:始载于《神农本草经》,性微寒,味苦、甘、咸,归肝、大肠经。有清肝明目、润肠通便的功效。适合肝阳上亢导致的目赤肿痛、头痛、眼部干涩以及习惯性便秘。

药膳二

黄芪枸杞子煮鸡蛋

功　　效:滋补肝肾,益气固表。适用于免疫力低下、易疲劳、乏力、眼睛疲劳、视力下降、皮肤干燥、气虚怕冷、自汗等症状的儿童。

食　　材:黄芪10 g,枸杞子10 g,鸡蛋2~3个,大枣 4~6颗。

烹饪方法:①将黄芪、枸杞子和大枣清洗干净。鸡蛋煮熟剥壳备用。②在锅中加入适量水，将黄芪和大枣、鸡蛋放入水中，大火煮沸后转小火煮约20分钟。③加入枸杞子，继续煮5～10分钟即可。④根据个人口味加入冰糖即可食用。

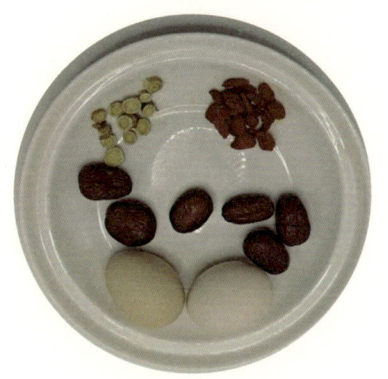 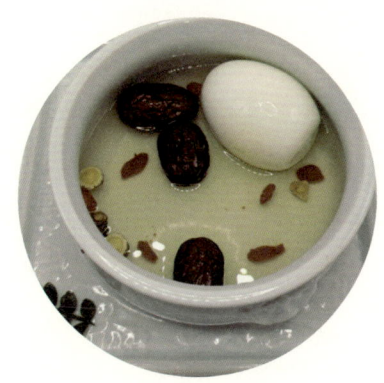

〔中医小贴士〕

①**黄芪**：《神农本草经》记载黄芪"味甘，微温。主痈疽……补虚，小儿百病"。适用于气虚乏力、倦怠、免疫力低下等症状。

②**枸杞子**：《神农本草经》记载"枸杞子，味苦寒……无毒。主五内邪气，热中消渴，周痹……久服坚筋骨，轻身不老"。适用于肝肾阴虚所致眼干、视物模糊等症状。

③**鸡蛋**：其性平，味甘，归肺、脾、胃经。有补充优质蛋白、滋阴润燥、养血安神的功效。

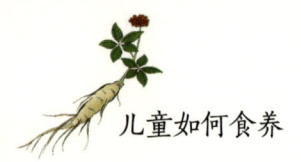

④**大枣**：《神农本草经》中记载："大枣，味甘平。主心腹邪气，安中养脾，助十二经，平胃气，通九窍，补少气，少津液，身中不足，大惊，四肢重，和百药。"

第五章

儿童常见生长发育问题的药膳调理

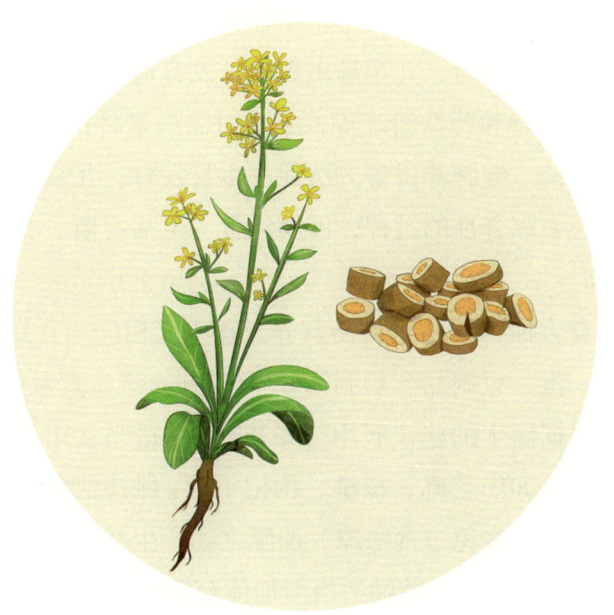

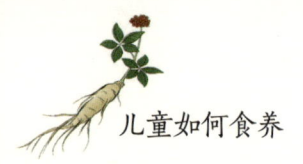

第一节　生长迟缓

　　生长迟缓是指儿童或青少年身高、体重等体格发育指标低于正常范围，增长速度明显慢于同龄人。生长迟缓由多种因素引起，包括遗传因素、营养不良、慢性疾病、内分泌失调（如甲状腺功能低下、生长激素缺乏）、心理社会因素等。中医理论认为，生长迟缓与肾、脾有关，肾为先天之本，主藏精，促进生长发育，脾为后天之本，主运化，负责运化水谷精微，当肾、脾功能失调时，儿童易出现生长发育迟缓。生长迟缓治疗包括营养支持和药物治疗等，必要时需激素替代治疗；中医采用补肾益精、健脾养胃等方法促进生长发育。儿童生长迟缓的调养是一个综合性的过程，涉及饮食、生活习惯、心理支持等多个方面。

　　饮食方面，要注意均衡营养，摄入蛋白质和含钙食物（如鱼、肉、蛋、豆制品、奶制品），及时补充维生素及矿物质等，必要时根据医生的建议服用营养补充剂；适当食用具有补肾作用的食物，如黑芝麻、核桃、枸杞子等；保持饮食规律，避免过饥或过饱，避免过食寒凉、油腻之物。生活方面，要保证足够且高质量的睡眠，鼓励适当参加体育活动，如游泳、跑步等。心理方面，给予儿童正面的心理鼓励，避免儿童产生焦虑、自卑情绪。

药膳一

健脾益肾汤

功　　效: 补益脾胃、滋肾助长。适用于脾胃虚弱、食欲不振、容易疲劳、体弱多病等症。

食　　材: 黄芪15 g，党参10 g，白术10 g，茯苓10 g，枸杞子10 g，山药30 g，大枣3~5枚，猪骨（肉）200 g。

烹饪方法: ①黄芪、党参、白术、茯苓、枸杞子洗净，山药去皮切片，大枣去核备用；将猪骨（肉）洗净，切块焯水。②将所有材料放入炖锅中，加入300~500 mL清水，大火煮沸后转小火慢炖约2小时，直至肉质软烂。③据个人口味加盐调味即可食用。

〔中医小贴士〕

①**黄芪:**《本草备要》记载："补气，固表，泻火。甘温。生用固表，无汗能发，有汗能止。温分肉，实腠理，泻阴火，解肌热。炙用补中，益元气，温三焦，壮脾胃。生血生肌，排脓内托，

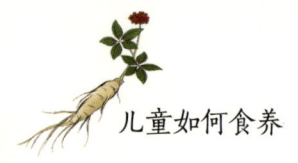
疮痈圣药。"

②**党参**：始载于《本草从新》，别名台参、野台参、潞党参、西党参。其味甘，性平，归脾、肺经。具有补中益气、养血生津的功效。

③**白术**：始载于《神农本草经》，异名於术、冬术等，味苦，性温，归脾、胃经。具有健脾补气、燥湿利水的功效。

④**茯苓**：《神农本草经》中记载："茯苓，味甘平。主胸胁逆气，忧恚惊邪，心下结痛，寒热烦满，咳逆，口焦舌干，利小便。"其味甘、淡，性平，归心、肺、脾、肾经。具有宁心安神、健脾、利水渗湿的功效。

⑤**枸杞子**：《本草纲目》中记载："枸杞，主五内邪气，热中消渴，周痹风湿。久服，坚筋骨……易颜色，变白，明目安神，令人长寿。"其性平，味甘，归肝、肾经。有滋补肝肾、益精明目的功效。

⑥**山药**：始载于《神农本草经》，别名薯蓣、山芋、怀(淮)山药、怀(淮)山。其味甘，性平，归脾、肺、肾经。具有补脾养肺，固肾益精的功效。

⑦**大枣**：《本草纲目》记载："大枣，味甘，平，无毒。主治心腹邪气，安中，养脾气，平胃气，通九窍，助十二经，补少气、少津液、身中不足，大惊四肢重，和百药。"

⑧**猪骨(肉)**：《本草备要》中言猪肉"食之润肠胃，生精液，丰肌体，泽皮肤"。其味甘咸，性平，入脾、胃、肾经。具有滋

阴壮阳、益精补血的功效。关于猪骨骨髓,《本草纲目》记载:"补骨髓,益虚劳。"其味甘、性寒,主入肾经,兼入肝髓,具有填精补髓、强筋健骨、滋阴退热等功效。

药膳二

山药羊肉汤

功　　效: 健脾益胃,补肺滋肾。适应于脾胃虚弱、肺肾阴虚、体虚畏寒、手脚冰凉等症。

食　　材: 羊肉500 g,山药150 g,生姜15 g,枸杞子20 g。

烹饪方法: ①羊肉洗净后切块,加入生姜片和料酒焯水备用。②将羊肉、山药、生姜放入砂锅中,加入300～500 mL清水,大火烧开后转小火慢炖1～2小时。③羊肉熟烂后,加入枸杞子,放入适量食盐调味,再炖煮10分钟。

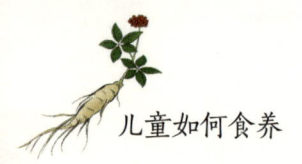
儿童如何食养

中医小贴士

①**羊肉**:《本草纲目》中记载羊肉"补可去弱,人参、羊肉之属。人参补气,羊肉补形"。其味甘,性温,入脾、肾经。具有补中益气、温肾壮阳的功效。

②**山药**:性平和,味甘,归脾经健脾养胃,归肺经生津益肺,归肾经补肾涩精。

③**枸杞子**:味甘,性平,入肝经养肝明目,入肾经补肾填精,尤适用于肝肾阴虚。

④**生姜**:《名医别录》中记载生姜"主治伤寒头痛、鼻塞,咳逆上气,止呕吐"。其味辛,性微温,归肺、脾、胃经。具有解表散寒、温中止呕、化痰止咳等功效。

第二节　肥胖症

肥胖症是指儿童体内脂肪堆积过多，体重超过按身高计算的平均标准体重20%，或者超过按年龄计算的平均标准体重加上两个标准差时的一种营养障碍性疾病。肥胖症可见于任何年龄的儿童，以婴儿期、学龄前期及青春期多见。肥胖症的原因主要包括能量摄入过多、活动量减少、遗传因素及心理因素。中医认为，儿童肥胖症的根本原因在于脾胃功能失调。脾胃是人体后天之本，负责运化水谷精微，供给全身营养；若脾胃功能受损，则运化失职，不能正常输布精微，导致水湿不化，痰湿内生，积聚在体内则形成肥胖。儿童肥胖症已成为全球关注的公共卫生问题，不仅影响其身体健康，还可能对心理产生负面影响。严重肥胖症儿童易出现孤僻、自卑等情绪问题。肥胖症常见治疗方法包括饮食调整和运动治疗。中医调养儿童肥胖症注重调理脾胃功能、改善体质，同时强调"治未病"，提倡合理饮食和适量运动，以预防肥胖症发生。

饮食方面，应调整饮食结构，控制总能量摄入。选择低脂、低糖、低盐、高蛋白且富含纤维素的食物，减少高热量、高脂肪和高糖食品的摄入，如快餐、甜点和含糖饮料等；选择健脾利湿、健胃消积的食材，如薏苡仁、山楂等。培养儿童良好的饮食习惯，纠正暴饮暴食、偏食挑食等不良习惯，鼓励细嚼慢咽。避免在看电视或使用电子设备时进食，以减少无意识进食

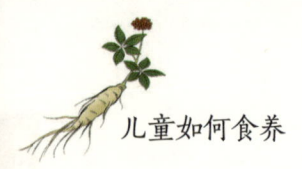

导致的过量摄入。生活方面，鼓励儿童参加户外活动，如跑步、游泳、爬山等，增加能量消耗。心理方面，应关注儿童情绪变化，给予关爱和支持，鼓励儿童保持良好心态。

药膳一

荷叶山楂饮

功　　效：健脾和胃，化浊降脂。适用于头身困重、易疲倦、腹胀腹痛等症。

食　　材：山楂 15 g，荷叶 12 g，陈皮 5 g。

烹饪方法：①食材洗净后，加入适量清水（约 500 mL），浸泡 30 分钟。②中火煮沸后，转小火煮 20 分钟，过滤药渣后加入冰糖调味即可。

[中医小贴士]

①**荷叶**：《本草纲目》中记载"消水肿、痈肿"。其味苦，性平，归肝、脾、胃经。具有清热解暑、升发清阳、凉血止血的功效。

②**山楂**：《本草经集注》首载其药名，别名山里果、山里红。其

味酸、甘，性微温，归脾、胃、肝经。具有消食健胃、行气散瘀的功效。

③陈皮：《药性赋》记载陈皮："味辛、苦，性温，无毒。可升可降，阳中之阴也。其用有二，留白补胃和中，去白消痰泄气。"

药膳二

赤小豆鲤鱼汤

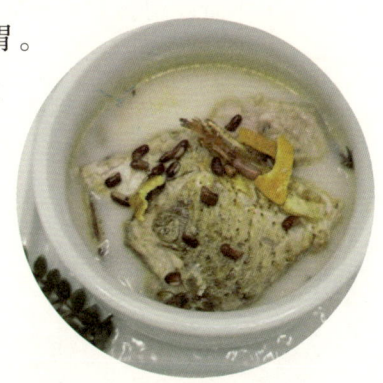

功　　效：利水消肿，健脾益胃。适用于水湿泛溢导致下肢浮肿、四肢无力、小便不利等症。

食　　材：赤小豆100 g，鲤鱼1条（约500 g），陈皮8 g。

烹饪方法：①赤小豆洗净后浸泡半小时，陈皮洗净泡软刮去内瓤，鲤鱼去内脏。②热锅冷油，放入姜片爆香后，将鲤鱼两面煎至微黄。在锅中加入清水，放入赤小豆、陈皮，大火煮沸后转小火炖煮1小时。③待赤小豆熟烂，汤呈奶白色时盛出，加入盐调味。

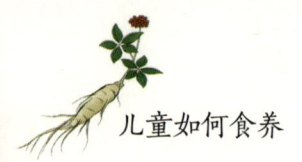

儿童如何食养

中医小贴士

①**赤小豆**：始载于《神农本草经》，异名赤豆、红豆、红小豆、米赤豆。味甘、酸，性微寒，归心、小肠、脾经。具有利水消肿、解毒排脓的功效。

②**鲤鱼**：始载于《神农本草经》，异名赤鲤鱼、鲤拐子、鲤子，味甘，性平，归脾、肾、胃经。具有除湿利水、健脾和胃的功效。

③**陈皮**：味辛、苦，性温，入脾经健脾燥湿，入肺经理气止咳，与赤小豆协同，增强利水湿之功。

第三节　消瘦

　　消瘦是指由于长期能量不足或食物无法充分利用，导致身体组织消耗以维持生命基本代谢的一种慢性营养缺乏症。引起儿童消瘦的常见原因包括遗传因素、体质因素、疾病因素（尤其是消化系统慢性疾病者）、喂养习惯及生活习惯等。中医认为儿童消瘦多与脾胃功能失调有关，儿童脾常不足，如喂养不当或其他原因导致脾胃功能受损，脾胃失于运化，气血生成不足，可逐渐体羸而消瘦。根据世界卫生组织的标准，体重比标准体重低10%~20%为轻度消瘦，低于20%~30%为中度消瘦，低于30%以上则为重度消瘦。常见的治疗方法包括营养支持疗法和药物治疗，中医疗养需要综合考虑病因、体质等因素，采取个体化的治疗方案，涵盖饮食、生活习惯、心理干预等多个方面。

　　饮食方面，要保证营养均衡，多摄入富含蛋白质、维生素和微量元素的食物，如牛奶、鸡蛋、瘦肉、新鲜蔬菜水果；可食用健脾养胃的食材，如山药、莲子、小米等。避免食用生冷、油腻、辛辣刺激性食物。生活习惯方面，少食多餐，规范进餐时间，避免因不规律的饮食习惯导致的胃肠功能紊乱；定期体检，监测儿童生长发育情况，及时调整饮食方案；保证儿童充足的睡眠和适当的户外运动，避免过度疲劳。心理方面，家长应创造愉快的就餐氛围。消瘦明显或经调养后无法改善的儿

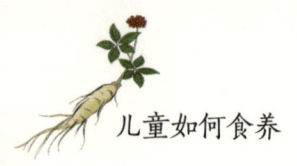

童，应及时就医，以便获得专业的帮助和治疗。

药膳一

黄芪大枣鸡汤

功　　效： 补气养血，健脾养胃。适
用于食欲不振、面色苍
白、体虚易感等症。

食　　材： 鸡半只（约500 g），黄
芪15 g，大枣2～5颗。

烹饪方法： ①鸡切块后焯水，黄芪、
大枣洗净，加入生姜片及
适量清水。②大火煮沸后转小
火，炖煮1小时。③炖煮至鸡肉熟烂，加入食盐，
继续炖煮10分钟即可。

───────┤ 中医小贴士 ├───────

①**鸡肉：** 始载于《神农本草经》，异名丹雄鸡、烛夜。味甘，性
微温，归脾、胃经。具有温中补脾、益气养血、补肾益精的
功效。

②**黄芪：** 味甘，性微温，归脾、肺经。具有补气升阳，补气固

表的功效。

③**大枣**：味甘，性温，补益中气、养血安神，尤适用于脾胃虚弱所致消瘦疲劳等症状。

药膳二

归参鳝鱼汤

功　　效：补益气血。适用于气血不足引起的身材矮小、形体消瘦、面色萎黄、毛发干枯等症。

食　　材：鳝鱼300 g，当归10 g，党参10 g。

烹饪方法：①鳝鱼洗净切段，当归、党参装入纱布袋，加入适量清水。②煮开后转小火炖煮1小时。③捞出药包，加入葱、姜和适量食盐调味，继续小火煮20～30分钟即可。

【 中医小贴士 】

①**鳝鱼**：味甘，性温，无毒。《名医别录》记载，其主补中益血，

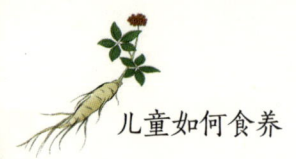

久食令人强健。

②**当归**：始载于《神农本草经》，别名干归、马尾当归、秦归、云归、西当归、岷当归。其味甘、辛，性温，归肝、心、脾经。具有补血活血、润肠通便的功效。

③**党参**：味甘，性平，无毒。归脾、肺经。补中益气，健脾养胃，生津止渴，养血安神。治脾虚食少、便溏、气短乏力、内热消渴、血虚萎黄。

第四节 性早熟

性早熟是指女孩在8岁前、男孩在9岁前出现第二性征的内分泌疾病。临床上可分为真性性早熟、假性性早熟和不完全性性早熟三种类型，以真性性早熟最常见。性早熟病因复杂，主要包括遗传、疾病（如颅内肿瘤、甲状腺功能减退等）、内分泌失调、环境污染（如铅污染等）、社会心理因素等。中医认为性早熟主要与肾阴亏虚、肝火旺盛有关。肾阴不足时滋养功能减弱，阴虚不能制阳；或肝失疏泄，肝火上炎，煎津为痰，痰湿凝聚，均可以导致女孩出现乳房过早发育、月经提前来潮，男孩出现睾丸增大、阴茎增长等第二性征发育的性早熟表现。常见的治疗方法包括病因治疗和药物治疗，必要时会选用性腺激素治疗。中医治疗性早熟注重整体调理，通过中药和药膳相结合的方法，从根本上调节儿童的身体状况。

通过科学的饮食和良好的生活习惯，可以有效预防儿童性早熟的发生。合理饮食是预防儿童性早熟的基础。日常饮食中注意荤素搭配，应包含足够的新鲜蔬菜、水果和粗粮（如玉米、燕麦、红薯），同时控制肉类的摄入量。可使用滋阴降火（如银耳、百合等）及疏肝理气（如玫瑰花、陈皮等）的食材。避免食用高糖、高脂肪、高盐的加工食品及含激素类的食物，如炸鸡、薯片、火腿肠、罐头、燕窝、蜂王浆、人参等，减少对儿童内分泌的影响。应营造健康、纯净的成长环境，避免儿童接触不

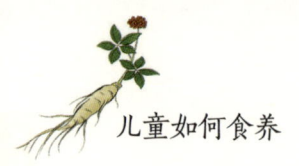

良的性信息。定期进行健康检查，及时发现并处理潜在的健康问题。

药膳一

绿豆百合汤

功　　效：滋阴降火，安神润肺。适用于情绪烦躁、失眠多梦、口干咽燥等症。

食　　材：绿豆100 g，鲜百合50 g。

烹饪方法：①绿豆洗净，提前浸泡一晚，鲜百合洗净备用。②绿豆加入清水，大火烧开后小火煮约40分钟，待绿豆开花后，加入百合继续煮约15分钟，至百合熟烂。③加入冰糖调味，搅拌均匀，继续煮5分钟。

───────── 中医小贴士 ─────────

①绿豆：始载于《开宝本草》，别名青小豆、菉豆、植豆。其味甘，性寒，归心、胃经，具有清凉解毒、利尿的功效。

②**百合**：《本草征要》中记载，百合可润肺止咳、清心安神，其味甘，性寒，归心、肺经。具有养阴润肺、清心安神的功效。

药膳二

银耳芡实羹

功　　效：滋阴降火。适用于阴虚
　　　　　火旺、肝肾不足所致
　　　　　乳房发育、阴毛生
　　　　　长、月经来潮过早
　　　　　等症。

食　　材：银耳（干）10 g，芡实
　　　　　20 g。

烹饪方法：①银耳温水泡发，洗净后撕
　　　　　成小朵。芡实洗净后，清水浸泡1小时。②上述食
　　　　　材加入清水，大火煮沸后转小火炖煮1小时。③待
　　　　　银耳炖至软糯，加入冰糖调味，继续炖煮10分钟。

〔中医小贴士〕

①**银耳**：始载于《本草再新》，别名白木耳、白耳、桑鹅、五鼎
芝、白耳子。其味甘、淡，性平，归肺、胃、肾经，具有滋阴

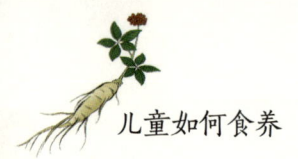

润肺、生津养胃的功效。

②**芡实**:《本草纲目》中记载芡实"止渴益肾,治小便不禁,遗精白浊带下"。其味甘、涩,性平,归脾、肾经。具有益肾固精、补脾止泻、除湿止带的功效。

第五节　青春期延迟

青春期延迟，也称为青春发育迟缓，是指在一定年龄段内，青少年的身体发育速度或生理发育速度低于同龄人。正常情况下，女孩青春期发育始于8~13岁，男孩始于9~14岁。如果女孩14岁后、男孩15岁后仍未出现第二性征，或者女孩18岁仍无月经初潮，则可视为青春期延迟。青春期发育主要受性激素影响。如果儿童体内的性激素分泌不足，可能导致青春期延迟。此外，某些慢性疾病、激素紊乱、放疗或化疗、饮食失调（特别是蛋白质摄入不足）或过度锻炼、遗传性疾病、肿瘤和某些感染也可能导致青春期发育延迟。中医认为青春期延迟主要与肾气不足、气血亏虚有关。肾为先天之本，主生长发育和生殖。如果肾气不足，就会影响生长发育，导致青春期延迟。此外，气血亏虚也会影响身体的正常发育。常见的治疗方法包括治疗原发病和激素替代治疗，而中医疗养通过辨证论治，可从整体上调整身体的内在平衡，促进生长发育。

缓解青春期延迟的重要方法是合理饮食。多吃富含蛋白质、维生素和矿物质的食物，如瘦肉、鸡蛋、豆制品、绿叶蔬菜和水果等。摄入富含维生素D和钙的食物，如蘑菇、蛋黄、鱼肝油、牛奶等，有助于骨骼正常发育，促进身高增长。适当补锌可帮助改善青春期发育迟缓，可食用海产品、瘦肉类、植物类和粗粮等富含锌的食物。适当服用滋补肝肾的食物，如黑

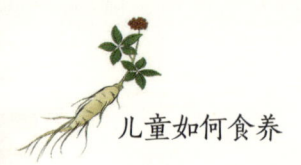

豆、枸杞子、桑葚等。避免过多摄入油腻、辛辣和高热量食物，避免暴饮暴食和过度节食。同时，鼓励儿童多参加户外运动，保持心情舒畅，保证儿童充足的睡眠。必要时应配合适当的药物治疗和心理辅导，以确保治疗方案的全面性和有效性。

药膳一

鹿茸炖鸡汤

功　　效: 补肾壮阳，益精养血。适用于生长发育迟缓、第二性征发育不明显、腰膝酸软、耳鸣、精神不振等症。

食　　材: 乌骨鸡250 g，鹿茸10 g，枸杞子20 g，大枣3～5颗。

烹饪方法: ①乌骨鸡清理干净，切块备用。鹿茸、枸杞子、大枣，用清水洗净。②将所有食材及姜片放入炖盅，加入开水。③小火隔水炖2～3小时，加食盐调味。

中医小贴士

①**鹿茸**：始载于《神农本草经》，味甘、咸，性温，归肝、肾经。有补肾壮阳、强健筋骨，补气养血的功效。

②**乌骨鸡**：《本草纲目》中记载其"主补虚劳羸弱，治消渴，中恶鬼击心腹痛……一切虚损诸病"。其味甘，性平，归肝、肾、肺经。具有补肝肾、益气血、养阴、退虚热的功效。

③**枸杞子**：《本草纲目》中记载："枸杞，主五内邪气，热中消渴，周痹风湿。久服，坚筋骨……易颜色，变白，明目安神，令人长寿。"其性平，味甘，归肝、肾经。有滋补肝肾、益精明目的功效。

④**大枣**：《本草从新》记载："甘温。补中益气，滋脾土，润心肺，调营卫，缓阴血，生津液，悦颜色，通九窍，助十二经，和百药。"

药膳二

参枣糯米饭

功　效：补气养血，健脾益肾。适用于生长发育迟缓、性征发育缓慢、气血不足、食欲不振等症。

食　材：党参15 g，大枣30 g，糯米250 g。

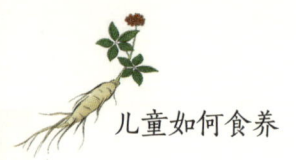

烹饪方法: ①党参、大枣煎取药汁备用。②糯米淘净，加清水煮熟，扣于盘中。③将煮好的党参、大枣摆在饭上。加白糖于药汁内，煎成浓汁浇在饭上。

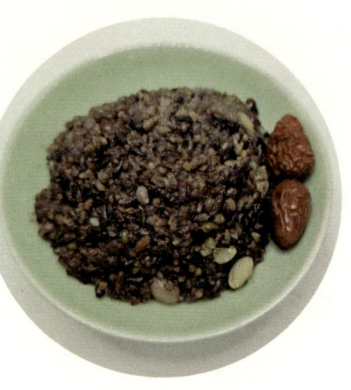

中医小贴士

①**党参:** 味甘，性平，归脾、肺经。具有补脾益肺、养血生津的功效。主治脾虚食少、肺虚喘咳、气津两伤。

②**糯米:** 始载于《千金要方》，别称江米、元米。其味甘，性温，归脾、胃、肺经。具有补中益气、健脾止泻的功效。

③**大枣:** 其味甘，性温，归脾、胃经。具有补中益气，养血安神的功效。适用于脾胃虚弱、血虚萎黄、脏躁不安。

第六节　骨骼、牙齿发育异常

骨骼、牙齿发育异常是指儿童在生长发育过程中出现的骨骼畸形、牙齿数目、形态、结构或萌出异常等现象。骨骼发育异常可能表现为身材矮小、四肢畸形等；牙齿发育异常则包括牙齿数目不足、形态异常（如畸形中央尖、锥形牙）、结构异常（如釉质发育不全）和萌出异常（如早萌、迟萌）等。其常见病因包括遗传、营养缺乏（如钙、磷、维生素缺乏）、药物影响（如四环素导致牙齿变色）、感染（如梅毒螺旋体影响牙齿形态）以及外伤、病理因素（如新生儿溶血性黄疸导致的乳牙变色）等。中医认为，儿童骨骼、牙齿发育异常主要与肾气不足、脾胃虚弱有关。肾主骨生髓，牙齿为骨之余，肾气不足则骨骼、牙齿发育迟缓；脾胃为后天之本，脾胃虚弱则营养吸收不佳，影响骨骼、牙齿的正常发育。常见的治疗方法包括营养支持和药物治疗，中医对于骨骼、牙齿发育异常强调辨证论治，通过综合调理脏腑功能，促进气血流通，达到标本兼治的效果，促进其健康成长。

饮食方面，要确保每日膳食中蛋白质的充足摄入，同时摄入富含钙的食物，如乳类及乳制品（牛奶、酸奶、奶酪等）、豆类及豆制品（黄豆、豆腐等）、鱼类（如鲫鱼、鲤鱼等），促进骨骼发育。适当晒太阳或食用富含维生素A、C和D的食物，如动物肝脏（猪肝、鸡肝）、胡萝卜、柑橘类、鱼肝油、蛋黄等，

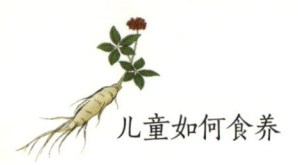
儿童如何食养

促进钙的吸收，有助于牙齿釉质的形成和保护视力。使用补肾、健脾、明目的食物，如枸杞子、黑米等，避免进食寒凉之物。适当食用含磷、氟等矿物质的食物，如粗粮、黄豆、海产品等，有助于保护骨骼和牙齿的健康。避免过多摄入高糖、高脂肪的零食和饮料。生活方面，养成良好的口腔卫生习惯，选用软毛牙刷，使用含氟牙膏，采用巴氏刷牙法，勤漱口，避免单侧咀嚼，定期牙科检查。

药膳一

猪骨菠菜汤

功　　效: 补肾壮骨。适用于面㿠神疲、骨软肉松、毛发稀黄、多汗易惊等症。

食　　材: 新鲜猪脊骨350 g，新鲜菠菜200 g。

烹饪方法: ①猪脊骨洗净切块，菠菜洗净切段。②猪脊骨焯水后，加入清水大火煮开后，转小火慢炖2小时。将菠菜段放入汤中，继续煮10分钟。③待汤温后，加入食盐调味。

①菠菜：始载于《食疗本草》。味甘，性凉，归肝、胃、大肠经。具有滋阴润燥、补肝养血的功效。

②猪骨：能补虚弱，强筋骨。猪骨煅炭研粉则性温，主久痢滑泄。

药膳二

香菇牛肉粥

功　　效：和中理气，健脾补虚。适合身材矮小、牙齿生长缓慢或排列不齐等症。

食　　材：干香菇10 g，牛肉40 g，粳米50 g。

烹饪方法：①干香菇泡发洗净后切丁，牛肉切丁后用清水泡发血水，粳米淘洗干净备用。

②粳米加入适量清水煮开，放入香菇丁，转小火熬至米开花。待米粥熬至八成熟时，加入牛肉丁继续煮15分钟，直至牛肉熟透。③加入葱末、姜末、食盐调味。

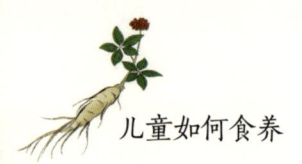

中医小贴士

①**香菇**:《本草纲目》中记载香菇主治"益气不饥,治风破血"。其味甘,性平,归肝、胃经。具有扶正补虚、健脾开胃、祛风透疹、化痰理气、解毒的功效。

②**牛肉**:《本草纲目》中记载牛肉补脾胃,益气血,强筋骨。其味甘,水牛肉性凉,黄牛肉性温,归脾、胃经。具有补脾胃、益气血、强筋骨的功效。

第七节　视力障碍（近视、远视）

　　视力障碍是儿童眼科常见的问题，主要表现为近视和远视两种类型。高度近视有一定的遗传倾向，父母双方均为高度近视者，子女发病率较高；长时间近距离用眼，如看书、写字、使用电子产品等，也是导致近视的重要因素。远视分为生理性和病理性。儿童眼球尚未发育完全，多为轻度远视，属于正常生理现象；病理性远视是眼轴发育异常或眼部疾病导致的远视，如小眼球、眼部肿瘤等。中医认为，儿童视力障碍主要与肝肾不足、气血虚弱有关。肝开窍于目，肝血不足则目失所养；肾藏精，精生髓，髓通于脑，脑为髓海，肾虚则脑失所养，导致视力下降。此外，长时间用眼过度，耗伤气血，也会影响视力。常见的治疗方法包括对因治疗和合理饮食。中医基于"治未病"的思想，通过多种手段综合调理，以达到滋补肝肾、补益气血、调节脏腑功能的目的。

　　饮食养生是改善和预防视力问题的重要手段。可以多吃富含维生素 A、C 和 E 的食物，如动物肝脏（猪肝、鸡肝）、橙色和深绿色蔬菜（胡萝卜、南瓜、菠菜）、柑橘类水果（橙子、柚子、柠檬），可以提高眼部组织的免疫力。使用补益肝肾、益气养血的食物，如黑豆、大枣等，以改善眼部营养供应。适当摄入富含锌的食物，如贝类（蛤蜊、扇贝）、瘦肉、豆类（黄豆、绿豆），有助于降低眼压，预防近视，保护视网膜。同时，应

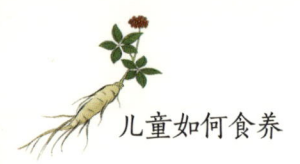

避免摄入高糖和精制食品。生活方面，鼓励儿童养成良好的用眼习惯，合理安排儿童的作息时间，保证充足的户外活动，定期进行眼科检查，及时发现和干预视力问题，以预防视力障碍的发生。

药膳一

决明子鸡肝

功　　效：养肝补血，清肝明目。适用于肝血不足、肝火旺盛导致的目赤肿痛、眼睛干涩、夜盲症等症。

食　　材：鸡肝150 g，决明子12 g。

烹饪方法：①鸡肝洗净，去除筋膜；决明子洗净，加入清水浸泡4～6小时。②将食材放入盘中，加入植物油和食盐调味，大火蒸20～30分钟，直至鸡肝熟透。

①**决明子**：始载于《神农本草经》，其味苦、甘、咸，性微寒，归肝、大肠经。具有清热明目、润肠通便的功效。

②**鸡肝**：《名医别录》和《本草纲目》中分别记载鸡肝"主起阴""疗风虚目暗"。其味甘，性温，归肝、肾经。具有补肝肾、明目、养血的功效。

药膳二

菟丝子煎蛋

功　　效：养肝明目，滋补肝肾。适用于肝血不足导致的视物昏花、眼睛干涩等症。

食　　材：菟丝子10 g，鸡蛋1~2个。

烹饪方法：①将菟丝子洗净烘干后研成细末。将鸡蛋打入碗中，加入菟丝子粉末调匀，加入食盐调味。②热锅中加入食用油，倒入调匀的蛋液煎至两面金黄即可。

147

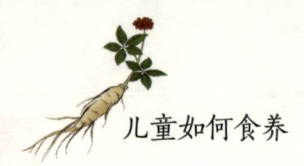

〔中医小贴士〕

①**菟丝子**：始载于《神农本草经》，异名菟丝实、吐丝子、无娘藤米米、黄藤子。味辛、甘，性平，归肝、肾、脾经。具有补益肝肾、固精缩尿、明目的功效。

②**鸡蛋**：味甘，性平。有滋阴润燥、养血安神的功效。

第八节　听力障碍

　　听力障碍是指儿童在听觉系统中的各级神经中枢发生器质性或功能性异常，导致听力出现不同程度的减退。这种障碍可能由多种原因引起，包括遗传、疾病、药物中毒（氨基糖苷类抗生素）、环境因素（母亲孕期受到病毒或细菌感染）等。中医认为，听力障碍多与肾精不足、肝火上炎、痰火郁结等因素有关。肾开窍于耳，肾精不足则耳失所养，导致听力下降。肝火上炎则易致耳鸣、耳聋。痰火郁结则可导致耳窍闭塞，听力受阻。听力障碍在儿童中的发病率较高，据统计，每1000名新生儿中就有1~3名患有不同程度的听力障碍，这不仅影响儿童的言语发展，还可能对其心理、社交和认知能力产生深远影响。常见治疗方法包括药物干预和手术治疗。中医治疗儿童听力障碍的方法多种多样，包括饮食调理、针灸疗法、中药调理、按摩保健和情志调理等，旨在通过调节身体的内在平衡，达到改善听力的目的。

　　饮食方面多食用富含铁和锌的食物，如豆制品（豆腐、豆浆）、猪肝等；适当食用具有补肾益精作用的食物，如黑豆、黑米、核桃、枸杞子等；多食用具有清肝聪耳作用的食材，如菊花、菠菜等，避免辛辣刺激性食物。还应注意保持耳部清洁，避免噪音环境，保证充足的休息和适当的锻炼，以促进血液循环，改善耳部营养供应。定期进行听力检查，及时发现并治疗

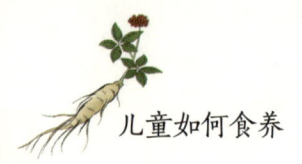

耳部疾病。同时，遵医嘱使用抗生素等药物，避免使用耳毒性药物。家长应重视儿童的听力保健，为儿童创造一个良好的听力环境。在治疗过程中，应保持耐心和信心，并在专业医师的指导下进行饮食和治疗的调整。

药膳一

黑木耳猪肉汤

功　　效：补肾填精，滋阴润燥。适用于肾精不足、气血亏虚导致的听力障碍儿童。

食　　材：瘦猪肉 100 g，黑木耳 50 g。

烹饪方法：①瘦猪肉洗净切小块。木耳清水泡发，去蒂，洗净泥沙。②锅中加入清水，放入瘦猪肉块、黑木耳和生姜片，大火烧开后转小火炖煮30分钟。③加入盐调味，继续炖煮10分钟即可。

①**黑木耳**:《本草纲目》中记载,黑木耳主治益气不饥、轻身强志,并能治疗痔疮、血痢下血。其味甘,性平,具有补气血、润肺、止血的功效。

②**猪肉**:其味甘、咸,性平,入脾、胃、肾经。具有滋阴壮阳、益精补血的功效。

药膳二:

菊花马蹄羹

功　　效: 养阴润燥,清肝泻火。适用于肝火上炎引起的耳鸣、耳聋等症。

食　　材: 菊花10 g,荸荠200 g,枸杞子20 g。

烹饪方法: ①荸荠去皮切小丁。菊花洗净,温水浸泡10分钟,枸杞子洗净。②锅中加水烧开,加入上述食材,煮10分钟后加入冰糖调味。

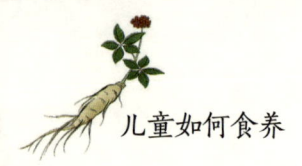

中医小贴士

①**菊花**：始载于《神农本草经》，味辛、甘、苦，性微寒。入肺、肝经，具有疏散风热、清肝明目、平抑肝阳的功效。

②**荸荠**：始载于《日用本草》，异名马蹄、乌芋、地栗、地梨、通天草。性寒，味甘，入胃、肺经。具有清热、化痰消积的功效。

③**枸杞子**：味甘，性平。归肝、肾经。滋肾，润肺，补肝，明目。治肝肾阴亏、腰膝酸软、头晕、目眩、目昏多泪、消渴、遗精。

第六章

儿童常见疾病的药膳调理

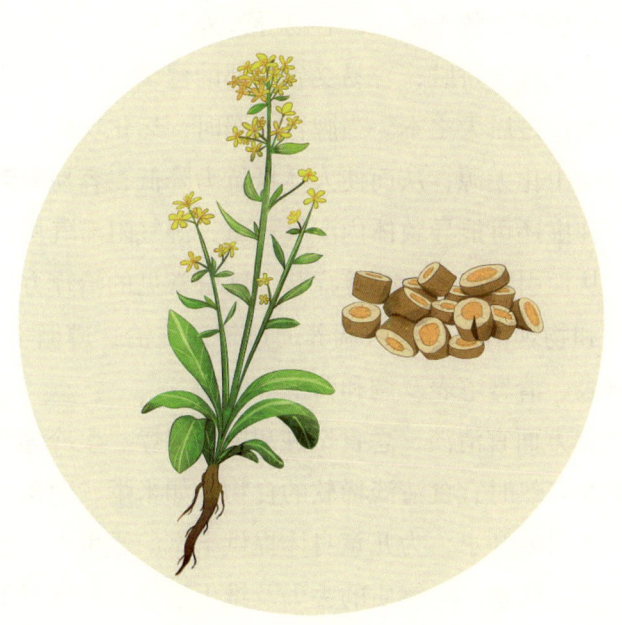

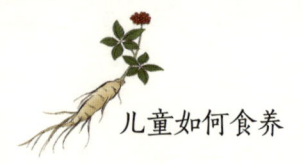

第一节　感冒

感冒又称急性上呼吸道感染（上感），是儿童时期最常见的疾病，病毒引起者占90%以上，一般通过飞沫、直接接触传播，多于冬春季节发病。感冒主要临床表现有发热、恶寒、无汗、鼻塞、流涕、咳嗽、肌肉酸痛、恶心呕吐等。中医理论认为，外感发热与肺、脾等脏腑功能有关。肺主皮毛，司腠理开合，当肺气虚弱时，腠理疏松，容易导致外邪侵袭人体，从而引发感冒。其次肺为娇脏，容易受到外邪的侵袭。脾主运化水谷精微和津液，是后天之本。当脾胃虚弱时，运化功能下降，容易导致气血生化无源，从而使人体抵抗力降低，容易受到外邪的侵袭。脾虚还可能导致体内湿气过重，湿气阻滞气机，使肺气不宣，从而引发感冒发热等症状。感冒常见的治疗方法包括药物治疗和物理治疗，中医调养通过辨证施治，遵循辛温解表、辛凉解表、清暑解表及调和营卫等原则。

饮食方面宜清淡，忌食辛辣甜腻、温燥、生冷等食物。发热初期及高热时宜食清淡稀软的食物，如米粥、面条、新鲜蔬菜等，多喝温开水，为儿童身体提供丰富的维生素、糖类，防止因高热造成水、电解质的丢失及维生素缺乏。体温下降后饮食要适当增加热能，宜食用一些高蛋白质饮食，如鸡蛋、瘦肉、豆腐等，搭配新鲜的水果、蔬菜，以保证身体康复所需的热能供给。同时也要注意少量多餐，可以帮助儿童更好地吸收营养。

药膳一

萝卜生姜大枣汤

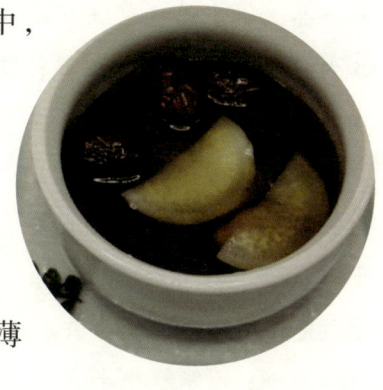

功　　效: 清热生津，健脾和中，
补气活血，化痰止咳。
适用于风寒感冒发
热儿童，主要症状
为恶寒发热，无汗，
鼻塞，时流清涕，咽
痒咳痰稀薄，舌苔薄
白，脉浮紧。

食　　材: 萝卜100 g，生姜3片，大枣3～5颗，红糖10 g。

烹饪方法: ①将萝卜和生姜洗净，切成薄片，大枣清洗干净，
去核备用。②在锅中加入清水，放入切好的萝卜、
生姜和大枣，大火烧开后转小火煮20分钟。③煮至
萝卜和生姜熟透后，加入红糖，待红糖完全溶解后，
即可关火。

――――――――［ 中医小贴士 ］――――――――

①萝卜：始载于《本草纲目》，异名莱菔、萝白、芦菔、荠根。
味甘、辛，性凉，归脾、胃、肺经。具有消食、下气、化痰、

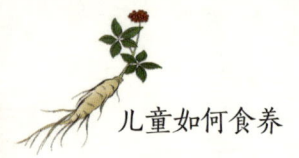

止血的功效。

②**红糖**：始载于《随息居饮食谱》，味甘，性温，归肝、脾、胃经，既可温中散寒，助紫苏叶、生姜发散在表之寒，又可作为调味品，缓生姜、紫苏叶辛辣苦涩之味。

③**大枣**：味甘，性温，有补脾胃、益气血、安心神、调营卫、和药性的功效。主治脾胃虚弱、气血不足、食少便溏、倦怠乏力、心悸失眠、妇人脏躁、营卫不和等证。

④**生姜**：味辛，性微温，归肺、胃、脾经。解表散寒，温中止呕，化痰止咳。常用于脾胃虚寒，食欲减退，恶心呕吐，或痰饮呕吐，胃气不和的呕吐，风寒或寒痰咳嗽，感冒风寒，恶风发热，鼻塞头痛；还能解生半夏、生南星等药物中毒，以及鱼蟹等食物中毒。

药膳二

葛根粥

功　　效：发表解肌，解毒透疹，
　　　　　升阳止泻，生津止
　　　　　渴。适用于外感风
　　　　　热引起的发热、头
　　　　　项强痛，麻疹初起

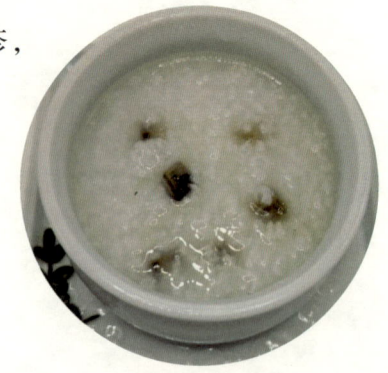

透发不畅，脾虚泄泻，热病津伤口渴及消渴，等等。

食　材：鲜葛根50 g（干品10 g），粳米100 g。

烹饪方法：①将葛根洗净去皮切小块，放入砂锅中，加清水煮沸取汁。②将粳米淘净，放入砂锅，加入葛根汁，大火煮沸后，小火熬制浓稠，加入白糖调味，温热顿服。

【中医小贴士】

①**葛根**：始载于《神农本草经》，异名鸡齐根、干葛、粉葛等。味甘、辛，性凉，归脾、胃经。有解肌退热、生津止渴、透疹、升阳止泻、通经活络等功效。

②**粳米**：始载于《名医别录》，异名大米、白米、稻米。味甘，性平，归脾、胃、肺经。具有健脾益气、和胃除烦、止泻止痢的功效。

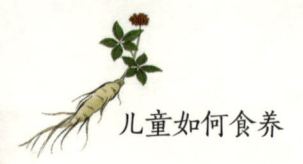

第二节　咳嗽

　　咳嗽是儿童时期常见的呼吸道疾病，常见于因外感各种病原体引起的支气管黏膜感染，好发于冬春两季。中医理论认为，咳嗽可分为外感咳嗽和内伤咳嗽两类，儿童肺常不足，卫外不固，易因感受外邪引起外感咳嗽。咳嗽一症虽为肺脏所主，但肝、脾、肾等脏腑功能失调也有密切联系。肺主宣发肃降，当肺气功能失常，或受外邪侵袭时，均可引起咳嗽。脾主运化，脾气不足，则无法化湿，导致痰浊内生，上贮于肺，引发咳嗽。肝主疏泄，肝火旺盛则容易犯肺，导致肺气失宣，引发咳嗽。肾主纳气，肾气不足易导致呼吸表浅，气机循环减弱，正气亏虚，遇邪卫外不足，从而引发咳嗽。咳嗽常用的治疗方法包括口服镇咳、解痉、化痰药物以及雾化吸入。中医调养通过辨证施治，外感咳嗽遵循疏风解表、清热化痰的原则，内伤咳嗽遵循健脾化痰、滋阴润肺的原则。

　　儿童咳嗽时饮食宜清淡、易消化、富含营养，忌食辛辣刺激、过甜过咸等食物。咳嗽一般分为三个阶段——干咳期、动痰期和排痰期。干咳期宜食滋阴润肺、清淡易消化的食物，如银耳、萝卜、梨、枇杷、蔬菜粥、鸡蛋羹等，为身体提供必要的营养，缓解喉咙不适，减轻咳嗽症状。动痰期保持充足的水分摄入，适量摄入优质蛋白质及蔬菜水果，如牛奶、瘦肉、豆制品、苹果、柚子、白菜等，增强自身免疫力，帮助稀释痰液。

排痰期宜食用高水分、高维生素、清淡易消化的食物，如梨、橙子、菠菜、面条、粥类等。日常生活中要保持规律健康的饮食习惯和运动习惯，少量多餐，避免过饱过饥，积极开展户外运动，进行体格锻炼，增强机体对气温变化的适应能力，提高自身的免疫力。

药膳一

陈皮粥

功　效：理气化痰，健脾除湿，生津润喉。适用于痰湿咳嗽，咳嗽痰多、咳痰色白，痰易咯出的儿童。

食　材：陈皮 15 g，粳米 100 g。

烹饪方法：①陈皮洗净，切碎备用。
②粳米洗净，加清水，煮粥。
③粥快熟时，兑入陈皮末，小火煮，加入白糖调味。

【中医小贴士】

①陈皮："陈"者，"陈化、转化"之意，"陈久者良"。辛、苦，

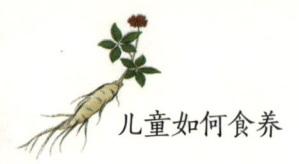

温，具有理气健脾、燥湿化痰之功。

②粳米：味甘，平，无毒。主益气，止烦，止泄。《神农本草经疏》有言："粳米，即人所常食米，感天地冲和之气，同造化生育之功，为五谷之长。"

药膳二

雪梨川贝银耳羹

功　　效：清热化痰，润肺止咳，生津止渴，润肠通便，开胃。适用于外感或内伤所致咳嗽有热者。

食　　材：雪梨1个，川贝母10 g，银耳10 g。

烹饪方法：①雪梨洗净，去核，切成小块。

②银耳温水泡发，洗净去杂质后撕成小块。③将银耳、川贝母和雪梨放入砂锅中，加入适量清水，放入冰糖，中火炖开后转成小火煲2小时。

中医小贴士

①雪梨:《千金食治》中记载雪梨:"除客热气,止心烦。"其味甘,性寒,归入肺、胃经。具有生津润燥、清热化痰之功效。

②川贝母:《本草汇言》中记载:"贝母,开郁、下气、化痰之药也。"味苦、甘,性微寒,归肺、心经。具有清热润肺、散结、化咳止痰之功效。

③银耳:味甘、淡,性平,归肺、胃、肾经。补肺益气、养阴润燥。可用于病后体虚、肺虚久咳、痰中带血等症状。

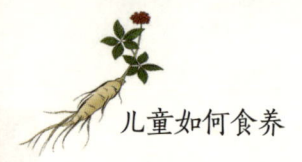

第三节　哮喘

哮喘是由多种细胞（如肥大细胞、T淋巴细胞、嗜酸性粒细胞等）和细胞组分参与的气道慢性炎症性疾病。临床以反复发作性喘促气急、喉间哮鸣、呼气延长，严重者不能平卧、张口抬肩、摇身撷肚，唇口青紫为特征。常在夜间和（或）清晨发作或加剧，多数儿童经治疗可缓解或自行缓解。哮喘有明显的遗传倾向，初发年龄以1～6岁多见。发作有较明显的季节性，春秋季易于发病。中医理论认为，哮喘发病的内因在于肺、脾、肾不足，痰饮内伏，以及先天禀赋遗传因素，外因是感受外邪、接触异物、饮食不慎、情志失调以及劳倦过度等。

哮喘的治疗遵循长期、持续、规范、个体化的治疗和"发时治标，平时治本"的原则。中医调养通常会从调理肺、脾、肾三脏入手，采用补肺、健脾、益肾等法，达到标本兼治的目的。儿童发生哮喘时，饮食要注意均衡营养，宜食用清淡易消化的食物，如小米粥、紫薯粥、山药粥等；多吃富含维生素的食物，如蓝莓、橙子、西蓝花、菠菜、柑橘、梨、核桃仁、枇杷、香蕉等；还需要补充优质蛋白质，如豆腐、豆浆等大豆制品，猪肚、牛肉、猪血、猪肺等肉类。同时也要避免食用生冷油腻、辛辣酸甜的食物，避免食用海鲜鱼虾等可能引起过敏的食物。日常生活中，儿童要保持规律健康的饮食习惯和运动习惯，少食多餐，避免暴饮暴食，适当进行一些养生锻炼，如游泳、散步、呼吸操、八段锦等，同时避免剧烈运动诱发哮喘。情志方面，家长要给予儿童足够的心理支持，多鼓励、关爱和理解儿童，帮助儿童更快地恢复健康。

药膳一

紫苏子粳米粥

功　效：温肺降气，止咳化痰。适用于寒性哮喘发作，表现为气喘咳嗽，喉间哮鸣，痰稀色白，多泡沫，形寒肢冷，鼻塞，流清涕，面色淡白唇青，恶寒无汗。

食　材：紫苏子10 g、干紫苏叶10 g（或鲜紫苏叶20 g）、粳米50 g。

烹饪方法：①紫苏子放入纱布隔渣袋内，加入粳米、清水，大火煮开后小火熬煮。②快成粥时入紫苏叶（干者需放入隔渣袋中，鲜者可洗净后直接加入）。③粥成后加入红糖调味。

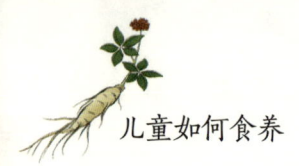

儿童如何食养

┌─────────────┐
│ **中医小贴士** │
└─────────────┘

①**紫苏子**：始载于《名医别录》，异名苏子、铁苏子。味辛，性温，归肺、大肠经，具有降气化痰、止咳平喘、润肠通便之功效。

②**紫苏叶**：始载于《名医别录》，异名苏叶、紫菜。味辛，性温，归肺、脾、胃经，具有解表散寒、行气和中、安胎、解鱼蟹毒之功效。

③**粳米**：味甘、苦，平，无毒。主益气，止烦，止泄。《神农本草经疏》有言："粳米，即人所常食米，感天地冲和之气，同造化生育之功，为五谷之长。"

药膳二

南杏桑白煲猪肺汤

功　　效：清热润肺，补肺养胃，养阴止咳。适用于热性哮喘发作，咳嗽喘息，声高息涌，喉间哮吼痰鸣，痰稠黄难咯，胸满身热，面红，流黄稠涕，口干，咽红，尿黄，便秘。

食　　材：南杏仁20 g，桑白皮15 g，猪肺约250 g。

烹饪方法：①将猪肺洗净，切块，放入沸水中先煮5分钟，以去除杂质和血沫。②将南杏仁、桑白皮与煮过的猪肺一并放入砂锅中，加水煲汤煮2小时左右。③煲好后，可捞去南杏仁和桑白皮，加食盐调味即可。

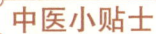

中医小贴士

①**南杏仁**：始载于《神农本草经》，异名甜杏仁、南杏。味甘，性平，归肺、大肠经，具有止咳润肺、平喘、生津开胃之功效。

②**桑白皮**：始载于《神农本草经》，味甘，性寒，归肺经，具有泻肺平喘、利水消肿之功效。

③**猪肺**：始载于《备及千金要方》，味甘，性平，归肺经，具有补肺止咳、润肺养肺之功效。

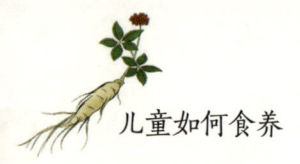

第四节　肺炎

　　肺炎是指不同病原体或其他因素所引起的肺部炎症。主要临床表现为发热、咳嗽、气促、呼吸困难和肺部固定中、细湿啰音。本病多发于冬春季节，任何年龄均可患病，年龄越小，发病率越高，病情越重。中医理论认为，肺炎发生通常与肺、肾等脏腑功能失调有关，肺主气，司呼吸，当肺部受到外邪侵袭或内伤正气不足时，容易导致肺气不宣、气机不畅，进而引发肺炎；肾主纳气，是气之根，当肾功能失调时，肾不纳气，可出现气短喘息、呼多吸少等症状。此外，肾功能失调还可能影响水液的代谢和输布，导致水液内停，形成痰湿，进一步加重肺炎的病情。中医调养通过辨证施治，综合考虑脏腑功能失调的相互影响，遵循清热化痰、止咳平喘、扶正祛邪等原则，采取综合调理的方法，以达到最佳的治疗效果。

　　肺炎儿童日常饮食应保持营养均衡，多食用高维生素、高蛋白、易消化的食物，如新鲜的蔬菜水果、瘦肉、鸡蛋、小米粥、面条等，以提高其抗病能力；多饮水，多吃含水丰富的水果，帮助痰液排出和机体的正常运作；避免食用易致过敏或既往食用后曾出现过敏反应的食物；避免食用辛辣、油腻、生冷、高糖高脂的食物，如辣椒、肥肉、冷饮、油炸食品等。日常生活中加强锻炼，如散步、做呼吸操等，以增强身体免疫力，改善呼吸功能。锻炼时要选择空气质量好的时间段，强度要适中，不宜过度劳累，以免加重病情。同时家长也要多多关爱儿童，给予儿童足够的关爱和支持，帮助他们树立战胜疾病的信心。

药膳一

清肺冬瓜汤

功　效： 清肺化痰。适用于痰热咳嗽型的肺炎儿童，表现为咳嗽、咯黄痰、发热、口干、大便干、舌苔黄。

食　材： 冬瓜200 g，猪排骨300 g，薏苡仁30 g，芦根、鱼腥草各20 g。

烹饪方法： ①冬瓜洗净，切块备用。②芦根、薏苡仁洗净后加水浸泡30分钟，排骨切段焯水。③将芦根、薏苡仁、排骨放入砂锅中，炖煮至排骨5成熟，加入冬瓜、鱼腥草，炖熟后加入食盐调味。

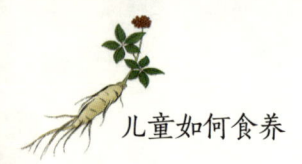

中医小贴士

①**冬瓜**：始载于《神农本草经》，异名白瓜、水芝、白冬瓜、地芝、东瓜、枕瓜。味甘、淡，性微寒，归肺、大小肠、膀胱经。具有利尿、清热、化痰、生津、解毒的功效。

②**猪排骨**：猪排骨富含优质蛋白质，具有滋阴润燥、益精补血的功效。

③**芦根**：始载于《名医别录》，异名鲜芦根、苇根等。味甘，性寒，归胃、肺经。具有清热泻火、生津止渴、除烦止呕、利尿的功效。

④**鱼腥草**：始载于《名医别录》，异名折耳根、臭腥草等。味辛，性微寒，归肺经。具有清热解毒、消痈排脓、利尿通淋的功效。

⑤**薏苡仁**：《本草新编》记载："薏仁最善利水，又不损耗真阴之气。凡湿感在下身者，最宜用之。"

药膳二

柚子炖鸡

功　　效：健脾消食，化痰止咳。适用于痰浊壅肺型咳嗽，表现为咳嗽痰多、食少纳呆、脘闷呕恶、大便时溏。

食　　材：柚子1个，鸡肉500 g，干百合10 g。

烹饪方法：①将柚子剥皮，去筋皮，除核，备用。②鸡肉洗净切块，焯去血水。③将柚肉、鸡肉同放入炖盅内，置姜片、葱白、百合于鸡肉周围，加入食盐及开水，隔水炖4小时后食用。

〔中医小贴士〕

①**柚子**：始载于《本草经集注》，味甘、酸，性寒，归肺、脾、胃经。具有消食和胃、下气消痰、润肺生津的功效。

②**鸡肉**：始载于《神农本草经》，味甘，性温，归脾、胃经。具有温中益气、补精填髓的功效。

③**百合**：《本草征要》中记载，百合可润肺止咳、清心安神、补肾益精。其味甘，性寒，归心、肺经。具有养阴润肺止咳、清心安神等功效。注意风寒咳嗽者禁服。

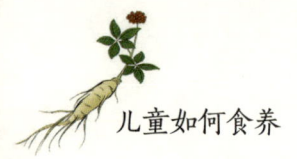

第五节　腹泻

　　腹泻是指由多种因素引起的，以大便次数增多和大便性状改变为特点的消化道症状，严重者可引起水、电解质和酸碱平衡紊乱。腹泻的发病年龄以6个月~2岁多见，其中1岁以内者约占半数。一年四季均可发病，但夏秋季发病率最高。中医理论认为，儿童腹泻与脾胃功能失调有关，脾胃为后天之本，主运化水谷精微，是气血生化之源。儿童脏腑娇嫩，形气未充，脾常不足，当脾胃功能失调时，可能会导致水谷运化失常，水湿内停，胃肠功能紊乱，从而引起腹泻。中医调养注重调理脾胃功能，遵循健脾和胃、温补脾肾、消食导滞、祛风散寒等原则，恢复脾胃的正常功能，从而达到止泻的目的。

　　儿童腹泻时饮食要遵循从少到多、从稀到稠、循序渐进的原则。饮食宜食用清淡易消化的食物，如小米粥、蔬菜粥、山药粥等，避免增加胃肠道负担；适量补充蛋白质，如鸡蛋羹、瘦肉等，以补充身体所需营养；给予充足的水分并适当食用富含维生素的食物，如苹果、白菜等；避免生冷、辛辣刺激的食物；避免产气的食物，如豆制品、牛奶等。日常生活中要加强户外锻炼，如散步、轻度体操等，有助于促进肠胃蠕动和消化，提高儿童免疫力。

药膳一

山药鸡蛋黄粥

功　　效： 补益脾胃，固肠止泻，养血安神。适用于脾气虚证腹泻，表现为腹泻超过2周，大便溏薄、食欲不振、精神欠佳等。

食　　材： 山药50 g，熟鸡蛋黄3枚。

烹饪方法： ①将山药捣碎研末，放入盛有凉开水的大碗内调成山药浆。②把山药浆倒入小锅内，文火煮，同时不断用筷子搅拌。③煮熟后，将熟鸡蛋黄捏碎，调入其中，待煮沸后，加食盐调味。

〔中医小贴士〕

①**山药：** 主要功效是益气养阴、补脾肺肾、涩精。

②**熟鸡蛋黄：** 始载于《神农本草经》，异名鸡子黄。味甘，性平，归心、肾经。具有补气血、安五脏、健脾止泻的功效。

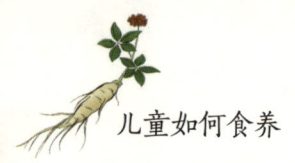

药膳二

山楂石榴散

功　　效: 健胃消食, 涩肠止泻。
适用于伤食引起的腹
泻, 特别是乳食积滞
引起的腹泻, 表现
为大便稀溏, 夹有
乳凝块或食物残渣,
气味酸臭; 或脘腹胀
满、便前腹痛、泻后痛
减、腹痛拒按、嗳气酸馊;
或有呕吐、不思饮食、夜卧不安。

食　　材: 生山楂9 g, 石榴皮5 g。

烹饪方法: 山楂、石榴皮同焙至焦黄, 共研细末, 加白糖调味,
冲开水调服。

【 中医小贴士 】

①**山楂:**《景岳全书》记载山楂:"味甘微酸, 气平, 其性善于
消滞。用此者, 用其气轻, 故不甚耗真气。善消宿食痰饮吞酸,
去瘀血疼痛, 行结滞, 驱膨胀, 润肠胃, 去积块, 亦祛颓疝。
仍可健脾, 小儿最宜。"

②**石榴皮:** 始载于《名医别录》, 味酸、涩, 性温, 归大肠经。
具有涩肠止泻、止血、驱虫的功效。

第六节　便秘

便秘是一种常见的消化系统问题，是指大便秘结不通，排便次数减少或间隔时间延长，或便意频而大便艰涩、排出困难的病证。便秘的病因包括饮食、情志、正虚及热病伤津。中医理论认为，便秘主要病位在大肠，与脾、肝、肾三脏相关，病机关键是大肠传导功能失常。脾胃升降功能失常，或肝气失疏，或肾气失煦，都可导致大肠传导失职而形成便秘。便秘的治疗以润肠通便为原则，中医调养则通过辨证施治，采用消食导滞、清热润肠、理气通便、益气养血等方法。日常照护对于便秘的儿童也很重要，家长可以在日常生活中通过调整饮食结构、建立规律排便习惯、加强运动锻炼、保持良好心理状态以及避免过度使用药物等方面帮助儿童改善便秘情况以及预防便秘。

儿童便秘饮食上要注意调整膳食结构。日常多吃高膳食纤维的食物，如芹菜、玉米、燕麦、荞麦、黄豆芽、菠菜、毛豆、芥菜等粗粮和蔬菜，以及猕猴桃、火龙果、西瓜、雪梨、山楂、香蕉等水果；多喝水，给儿童身体补充水分；适当食用橄榄油和蜂蜜，但1岁以内的婴儿不能食用蜂蜜；避免食用过多易上火、油腻刺激的食物，如辣椒、生姜、葱蒜、烤串等。此外，日常饮食也要注意少食多餐，控制奶制品摄入量，特别是牛奶蛋白过敏的儿童。

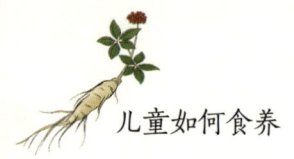

药膳一

蜂蜜决明茶

功　　效：润燥滑肠，泄热通便。适
用于热病伤津所致的
大便干燥不通，数日
不行，兼肝火上炎，
目赤肿痛，头痛眩
晕，小便短赤，舌红
苔黄燥，脉滑数者。

食　　材：决明子3～10 g，蜂蜜约
5～10 g。

烹饪方法：①将决明子捣碎，加水 200～300 mL，煎煮5分钟。
②冲入蜂蜜，搅匀后当茶饮用。

[中医小贴士]

①**决明子：**始载于《神农本草经》，异名草决明、还瞳子。味甘、
苦、咸，性微寒，归肝、大肠经。具有清肝明目、润肠通便的
功效。

②**蜂蜜：**始载于《神农本草经》，味甘，性平，归肺、脾、大肠
经。具有润肠通便、润肺止咳、滋养和中、久服养颜、解毒的
功效。

药膳二

清炒香菇芦荟

功　效: 润肠通便,清热排毒,降
脂减肥。适用于热结
便秘的儿童。

食　材: 冬笋100 g,香菇2~3
颗,芦荟15 g。

烹饪方法: ①冬笋洗净切片,香
菇洗净撕成小朵,芦荟
洗净后切块。②油锅烧至七成
热,放入冬笋片、香菇和芦荟,爆炒,炒熟后加盐
调味即可。

[中医小贴士]

①**芦荟:** 始载于《开宝本草》,味苦,性寒,归肝、胃、大肠经。
具有解毒消炎、泻下通便、杀菌抗炎、保护肠道的功效。

②**冬笋:** 始载于《本草纲目拾遗》,味甘,性微寒,归胃、肺经。
具有滋阴凉血、和中润肠、清热化痰、利尿通便、解毒透疹等
功效。不可过量食用。

③**香菇:**《食物本草》中香菇被列为药用植物,《本草纲目》记
载,香菇味甘,性平,无毒。能益气不饥,治风破血。

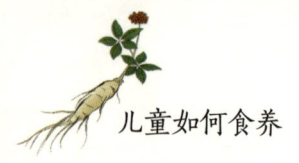

第七节 贫血

贫血是指单位容积外周血中红细胞数或血红蛋白量低于正常。导致贫血最常见的原因有：①红细胞及血红蛋白生成不足；②溶血性贫血；③失血性贫血。营养性缺铁性贫血是儿童贫血中最常见的类型，是体内贮存铁缺乏，血红蛋白合成减少所致。临床以皮肤黏膜苍白或苍黄、倦怠乏力、食欲不振、烦躁不安为特征。这种贫血多见于婴幼儿，好发年龄为6个月~3岁。中医理论认为，营养性缺铁性贫血病因主要与先天禀赋不足、后天喂养不当、脾胃虚弱，或大病之后失于调养，或急慢性失血有关。其病位主要在脾胃，涉及心、肝、肾。贫血常见的治疗方法包括去除病因和补充铁剂，严重时予以输血等治疗。中医调养主要是通过辨证施治，遵循健脾开胃、益气养血的原则。

儿童发生贫血，家长要做好日常照护，合理安排儿童的休息与活动，饮食方面要注意营养均衡，掌握科学喂养技能。婴幼儿提倡母乳喂养，母乳中的铁元素利用率和吸收率比牛奶高，有助于预防儿童贫血。合理添加宝宝辅食，适当添加蛋黄、肉末或煮烂的菜叶等含铁的辅食。日常多补充富含维生素C和铁元素的食物，如动物肝脏、鸡蛋黄、橙子、柠檬、柚子、菠菜等，纠正儿童不良的进食习惯，避免挑食和偏食。

药膳一

肝泥粥

功　　效：保养肝脏，补血益气，改善消化，增强免疫力。适用于各种贫血。

食　　材：新鲜猪肝100 g、粳米50 g。

烹饪方法：①猪肝洗净，切小块。②用开水焯猪肝块，捞出后剁成泥。③与粳米同煮成粥，加食盐调味即可。

───── 中医小贴士 ─────

猪肝：《随息居饮食谱》中记载："补肝明目，治诸血病，用为向导。余病均忌，平人勿食。"其味甘、苦，性温，归胃、脾、肝经。有补肝、明目、养血的功效。

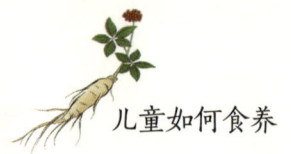

药膳二

黑木耳大枣汤

功　　效：提高免疫力，补气补血，
强健脾胃。适用于各
种贫血。

食　　材：黑木耳15 g，大枣
15 g，冰糖10 g。

烹饪方法：①黑木耳、大枣温水
泡发。②洗净，放碗中，
加水和冰糖，置锅中蒸1小
时，吃大枣与黑木耳，并饮汤。

中医小贴士

①**黑木耳**：《本草纲目》中记载黑木耳："益气不饥，轻身强志。"
其味甘，性平，具有补气血、润肺、止血之功效。注意虚寒溏
泻者慎服。

②**大枣**：《食疗本草》中记载大枣："洗心腹邪气，和百药毒。
通九窍，补不足气。"

第八节　口炎、口疮

口炎、口疮是一种口腔疾病，其特征为口颊、舌体、上颚、齿龈等处出现黄白色溃疡，伴有疼痛、流涎症状，有时还会出现发热、周身不适等情况。这种疾病大多由病毒、真菌、细菌引起，可单独发生，亦可继发于全身性疾病如急性感染、腹泻、营养不良、久病体弱和维生素B、维生素C缺乏等。食具消毒不严、口腔卫生不良或各种疾病导致机体抵抗力下降均可致口炎发生。中医理论认为口炎、口疮通常包括内因和外因两方面，内因为素体蕴热或阴虚火旺；外因主要是感受外邪或调护不当，致心脾积热。此病与心、脾、肾三脏有关，三脏素体蕴热，或阴虚火旺，复感邪毒熏蒸口舌所导致。常见的治疗方法包括抗感染、局部用药和对症治疗。中医调养原则主要是祛火清疮，实证以清热泻火为主，虚证治宜滋阴降火。

儿童发生口炎、口疮，家长要做好日常照护，饮食方面应均衡饮食，摄入高热量、高蛋白、富含维生素的温凉流质或半流质食物。避免摄入辛辣刺激性或粗硬食物。由于儿童口疮疼痛，进食困难，食疗方应少量频服，食物不能过热，以免加重疼痛；对不能进食者，可静脉补充或给予肠道外营养，以确保能量与液体的供给。另外还应教育儿童养成良好的卫生习惯，纠正吮指、不刷牙等不良习惯；年长儿应教导其进食后漱口，避免用力或粗暴擦伤口腔黏膜。指导家长食具专用，患儿使用

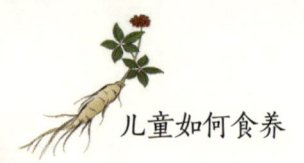

过的食具应煮沸消毒或压力灭菌消毒。

药膳一

薄荷饮

功　　效：疏风散火，清热解毒。
适用于口疮较多，满
口糜烂，口疮周围
皮肤红、肿、热、
痛，情绪烦躁等症。

食　　材：菊花5g、薄荷5g、冰
糖25g。

烹饪方法：①将菊花、冰糖加水煎熬至
水开。②再加切碎的薄荷，煎熬10分钟。放凉。

〔 中医小贴士 〕

①**菊花**：始载于《神农本草经》，味辛、甘、苦，性微寒。归肺
经、肝经，具有疏散风热、清肝明目、平抑肝阳、解毒消肿的
功效。

②**薄荷**：始载于《新修本草》，味辛，性凉。归肺、肝经，具有
疏散风热、清利头目、利咽透疹、疏肝行气的功效。

③冰糖：始载于《本草纲目》，味甘，性平，归脾、肺经。具有和中缓急、生津润燥的功效。

药膳二

淡竹叶粥

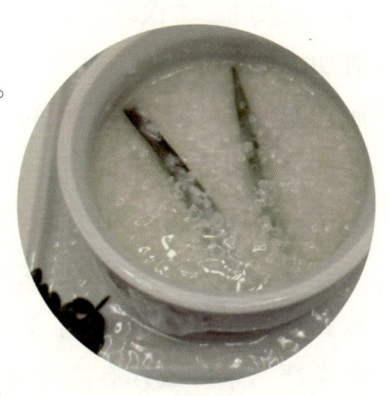

功　　效：清心凉血，泻火解毒。适用于口疮溃疡或糜烂，以舌边、尖居多，红肿灼热，疼痛较重，心烦、面唇红、口干、小便短黄等症。

食　　材：淡竹叶20 g、粳米50 g。

烹饪方法：①将淡竹叶煎汤，去渣。②用淡竹叶汤煮粳米成粥，冰糖调味。

$\boxed{\text{中医小贴士}}$

①**淡竹叶**：始载于《本草纲目》，味甘、淡，性寒，归心、胃、小肠经。具有清热泻火、除烦止渴、利尿通淋的功效。

②**粳米**：味甘、苦，平，无毒。主益气，止烦，止泄。《神农本草经疏》有言："粳米，即人所常食米，感天地冲和之气，同造化生育之功，为五谷之长。"

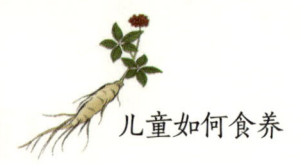

第九节　肾病综合征

肾病综合征是一组由多种原因所致肾小球基底膜通透性增高，导致大量血浆蛋白自尿丢失引起的一种临床综合征。临床具有四大特点：①大量蛋白尿；②低蛋白血症；③高脂血症；④水肿。中医理论认为，肾病综合征主要与肺、脾、肾三脏功能失调有关，三脏在功能上是相互协调、相互影响的，三脏功能失调共同导致病情的发生和发展。中医调养主要是通过辨证论治，遵循调和阴阳、扶正祛邪的原则，同时还要注重情志调护、饮食调养和适当运动等养生措施。

肾病综合征儿童应遵循低盐、低脂、优质蛋白的饮食原则，水肿时每天的盐分摄入量不应超过 1～2 g，以减轻肾脏的负担。对于严重水肿或伴有高血压的患儿，应更加严格限制盐的摄入。根据水肿和尿量情况调整水分摄入，保持出入量平衡。适量摄入高质量蛋白质，如瘦肉、鱼、蛋、奶等。多吃新鲜水果和蔬菜，以补充足够的维生素和矿物质。避免进食生硬、寒凉、油腻、辛辣以及含糖量高的食物，以免损伤脾胃。在日常照护中，家长也要根据天气变化及时给儿童增减衣物，保证儿童拥有充足的睡眠时间，适当限制其活动量，可进行一些安静的游戏或活动，避免剧烈运动。另外，还要避免儿童与感染源接触。在用药期间，家长要严格督促儿童按照医生指导用药，特别是激素类药物，注意服药时间和剂量，避免漏服或多服。情志方面，家长要密切关注儿童的情绪变化，与儿童多沟通，给予关爱和支持，保持儿童乐观积极的心态。

药膳一

黄芪鲤鱼汤

功　效：健脾益气，活血消肿，滋补肝肾，通络气血，强健免疫力。适用于脾肾气阴两虚，以气虚为主，水湿内停的肾病综合征儿童。症见肢体浮肿，按之凹陷难起，面色萎黄，神疲乏力，胸闷腹胀，食欲减退，大便溏薄，小便短少等。

食　材：黄芪20～30 g，赤小豆 15～30 g，砂仁 3～5 g，鲤鱼1条（200～250 g）。

烹饪方法：①先将鲤鱼去鳞及内杂，洗净，切块备用。②再将黄芪、赤小豆、砂仁、生姜用布包好，加清水煮沸约 30分钟。③放入鱼块，再次煮沸后，用文火炖40分钟。④去药包，加入葱白、料酒等，可不放盐，再煮沸1～2分钟即可。

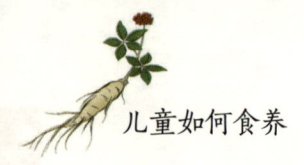

中医小贴士

①**黄芪**：味甘，性微温，归脾、肺经。具有补气升阳、益卫固表、利水消肿、托毒生肌的功效。

②**鲤鱼**：始载于《神农本草经》，异名赤鲤鱼、鲤拐子、鲤子。味甘，性平，归脾、肾、胃经。具有除湿利水、健脾和胃、通乳、安胎的功效。

③**赤小豆**：始载于《神农本草经》，异名赤豆、红豆、红小豆、米赤豆。味甘、酸，性微寒，归心、小肠、脾经。具有利水消肿退黄、清热解毒消痈等功效。

④**砂仁**：始载于《药性论》，味辛，性温，归脾、胃、肾经。具有行气调中、和胃醒脾的功效。

药膳二

山药扁豆芡实汤

功　效：健脾补肾，祛湿消肿，收摄蛋白质。适用于脾肾阳虚的肾病综合征儿童，症见蛋白尿久不消，伴下肢浮肿，面色苍白，精神不振，四肢不温，食欲减退等。

食　　材：白扁豆10～15 g，山药、芡实各 12～25 g，莲子10～20 g。

烹饪方法：①将白扁豆、山药、芡实、莲子洗净后放入锅中，加入清水炖煮。②炖熟后，加入白糖调味即成。

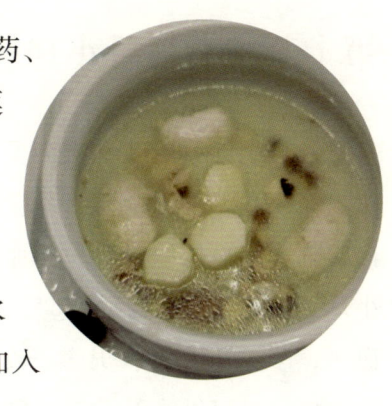

〔中医小贴士〕

①**白扁豆**：《本草纲目》中记载扁豆："止泄痢，消暑，暖脾胃，除湿热，止消渴。"其味甘，性平，入脾、胃经。具有健脾和中、消暑化湿的功效。

②**山药**：补脾养胃，生津益肺，补肾涩精。用于脾虚食少、久泻不止、肺虚喘咳、肾虚遗精、尿频、虚热消渴。

③**芡实**：《本草从新》记载芡实："补脾固肾，助气涩精。治梦遗滑精，解暑热酒毒，疗带浊泄泻，小便不禁。"

④**莲子**：《食疗本草》记载莲子："主五脏不足，伤中气绝，利益十二经脉、廿五络血气。"

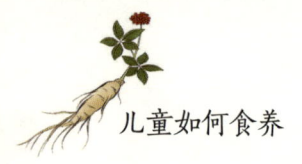

第十节　急性肾小球肾炎

急性肾小球肾炎，是常见的肾脏病，多见于3岁以上的儿童，是一组以两侧肾脏弥漫性肾小球非化脓性炎症为病理特征，临床以血尿、浮肿、高血压为特点的肾小球疾病。急性肾小球肾炎其特点为急性起病，伴有血尿、蛋白尿、水肿和高血压，多见于儿童，男多于女，发病前1~4周常有扁桃体炎、脓疱疮、淋巴结炎等前驱感染。本病预后一般良好，少数可转为慢性。中医理论认为肾小球肾炎为外感风邪、湿热疮毒内侵等，风、热、毒与水湿互结而发病，主要与肺、脾、肾三脏有关。中医调养主要是通过辨证论治，遵循益气健脾、温阳利水的原则。同时还要注重情志调护、饮食调养和适当运动等养生措施。

急性肾小球肾炎儿童应加强饮食调护，不必过分限制水分，但急性肾功能不全时，应严格限制。尿少、高血压时要限盐，肾功能不全时要限蛋白，特别是植物蛋白。症状缓解后应注意加强体育锻炼，增强体质，提高抵御外邪能力；避免接触感染源，季节变换和呼吸系统疾病高发期减少到公共场所的频率，预防交叉感染；保持口腔、皮肤等部位清洁，积极预防感染；强调休息的重要性，严重者需要卧床休息，直到症状基本消失；症状好转后，可逐渐增加活动量，一般3个月内应避免剧烈的体力活动。家长要多与儿童沟通交流，关心关爱儿童的心理状况，保持儿童心情愉悦。

药膳一

赤豆冬瓜烧乌鱼

功　　效：发汗利尿，清热解毒。适
用于颜面肢体浮肿，小
便不利，或伴发热恶
寒，喷嚏流涕的急性
期肾小球肾炎儿童。

食　　材：鲜乌鱼 1 条，连皮冬
瓜 300～500 g，赤小豆
30～50 g。

烹饪方法：①将鲜乌鱼去鳞和内脏，冬瓜切成 2 cm 大小的方块，
赤小豆洗净。②将鲜乌鱼、冬瓜块与赤小豆一同放
入砂锅中，加清水，用中火煲煮约 45 分钟，不加盐，
待温服食。

[中医小贴士]

①**乌鱼**：始载于《神农本草经》，异名黑鱼、鳢鱼、黑鲤鱼、乌
棒。味甘，性凉，归脾、胃、肺、肾经。具有补脾益胃、利水

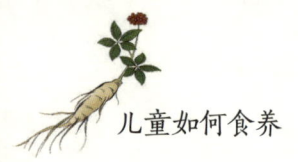

消肿的功效。

②冬瓜：利尿清热，化痰生津，解毒。治水肿、胀满、脚气、淋病、痰吼、咳喘、暑热烦闷、消渴、泻痢、痈肿、痔漏；并解鱼毒、酒毒。

③赤小豆：《证类本草》记载："坚筋骨，疗水气，解小麦热毒。"

药膳二

赤白二味汤

功　　效：清热，利水，消肿。适用于颜面肢体浮肿，小便不利，身重、腹胀的急性期肾小球肾炎儿童。

食　　材：赤小豆 50～100 g，白茅根30～50 g。

烹饪方法：①将白茅根放入空药包内，与赤小豆一起加适量水同煮。②待豆熟后，去药包，加入冰糖调味即可。

中医小贴士

①**赤小豆**:《神农本草经》记载:"主下水,排痈肿脓血。"
②**白茅根**:始载于《神农本草经》,异名茅根、兰根、白茅草。味甘,性寒,归肺、胃、膀胱经。具有凉血止血、清肺胃热的功效。

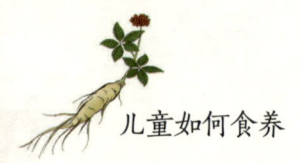

第十一节　泌尿道感染

　　泌尿道感染是指病原体直接侵入泌尿道，在尿液中生长繁殖，并侵犯尿路黏膜或组织而引起损伤。泌尿道感染按病原体侵袭的部位不同，可分为肾盂肾炎、膀胱炎、尿道炎。中医理论认为泌尿道感染外因多为感受湿热之邪，内因多由素体虚弱，脾肾亏虚，主要病因为膀胱气化功能失常。临床症状以起病急，以小便频数，淋滴涩痛，或伴发热、腰痛等为特征。小婴儿往往尿急、尿痛等症状不突出，可见排尿时哭闹，或以发热等全身症状为主。慢性泌尿道感染患儿症状不典型，多见面色苍白、消瘦、发育缓慢等。中医调养主要是通过辨证论治，遵循清热利湿、凉血止血、健脾补肾的原则。同时还要注重情志调护、饮食调养和适当运动等养生措施。

　　泌尿道感染儿童宜清淡饮食，可多食一些清热利湿、健脾补肾的食物，避免腥膻刺激、导致肠胀气的食物；鼓励儿童多喝水，以帮助冲洗尿路中的细菌；养成良好的卫生习惯，教育女孩子在便后从前往后擦拭，以减少细菌从肛门传播到尿道的风险；鼓励儿童在有尿意时及时排尿，避免憋尿；保持婴幼儿尿布清洁和干燥，及时更换；幼儿不穿开裆裤，选择棉质、透气的内裤。对于有尿路感染史的儿童，要按时服药，定期进行体检和尿液检查。日常生活中，家长要加强儿童体育锻炼，提高自身免疫力，通过鼓励、安慰等方式，为儿童提供心理支持，减轻其焦虑和恐惧，获取战胜疾病的信心。

药膳一

金英茶

功　　效：清热解毒，利湿通淋。适用于起病急，发热，小便时尿道灼热刺痛，小便频数急促，尿色深黄，甚至带有红色或棕色的泌尿道感染儿童。

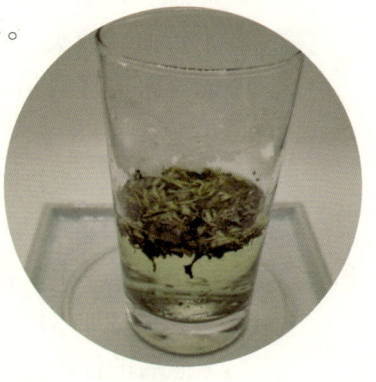

食　　材：金银花10 g、蒲公英15 g。

烹饪方法：将金银花与蒲公英用开水冲泡。

〔中医小贴士〕

①金银花：始载于《名医别录》，其味甘，性寒，归肺、心、胃经。具有清热解毒、疏散风热之功效。

②蒲公英：始载于《新修本草》，其味苦、甘，性寒，归肝、胃经。具有清热解毒、利湿通淋之功效。

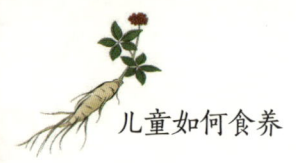

药膳二

小藕英花汤

功　　效： 清热通淋，凉血止血。适
用于小便时有灼热刺
痛感，疼痛较重，尿
中带血，或夹有血块
的泌尿道感染儿童。

食　　材： 小蓟 5～10 g，藕节
30～50 g，淡竹叶 10 g，
金银花 10 g。

烹饪方法： 将小蓟、藕节、淡竹叶、金银花
四种食材加入清水放入砂锅内煎煮 30 分钟以上，取
煎煮后的汁液。

〔中医小贴士〕

①**小蓟：** 始载于《名医别录》，味甘、苦，性凉，归心、肝经。
具有清热解毒、凉血止血、消肿利尿的功效。

②**藕节：** 始载于《药性论》，味甘、涩，性平，归肝、肺、胃经。
具有清热解毒、止血化瘀的功效。

③**淡竹叶：**《现代实用中药》记载，淡竹叶清凉解热，利尿，治
热病口渴、小便涩痛、烦热不寐、牙龈肿痛、口腔炎。

④**金银花：** 始载于《名医别录》，其味甘，性寒，归肺、心、胃
经。具有清热解毒、疏散风热之功效。

第十二节　遗尿

遗尿是指5周岁以上儿童睡中小便自遗，醒后方觉的一种疾病。轻者数夜一次，重者一夜数次，多见于10岁以下的儿童。男孩发病率是女孩的两倍，并且有明显的家族倾向。中医理论认为遗尿病因主要是先天禀赋不足，后天发育迟滞，肺、脾、肾三脏功能失调，膀胱失约，疾病的部位主要在肾、膀胱。中医调养主要是通过辨证论治，遵循补肾固涩、健脾益气、泻肝清热的原则。同时还要注重情志调护、饮食调养和适当运动等养生措施。

婴幼儿时期，儿童由于经脉未盛，气血未充，脏腑未坚，智力未全，排尿的自控能力尚未完善；学龄儿童可因白天游戏玩耍过度，夜晚熟睡沉而不醒，偶尔出现遗尿现象，均非病态。日常生活中家长应注意培养儿童良好的生活习惯，勿使患儿白天玩耍过度，避免过度疲劳及精神紧张；晚间入睡前2小时不宜多饮水，也不宜食用含水分较多的食物和利尿食品；夜间尿湿后要及时更换裤褥，保持干燥及外阴部清洁；夜间定时唤醒儿童排尿，坚持排尿训练，使其习惯醒时主动排尿。家长要耐心教育儿童，不体罚，不责骂，消除其紧张心理，建立战胜疾病的信心。同时也可以帮助儿童适当进行一些如太极拳、八段锦之类的舒缓运动，以调节气血运行和情绪状态。

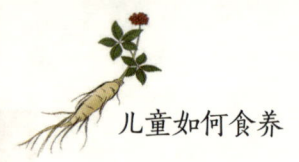
药膳一

枸杞叶羊肾粥

功　　效：温补肾阳，培元固脬。睡中经常遗尿，多的一夜数次，醒后才知道，精神疲倦，没力气，面色苍白，四肢凉怕冷，小便清长的儿童。

食　　材：枸杞叶25 g，羊肾半个，粳米125 g。

烹饪方法：①将枸杞叶洗净，切碎，羊肾半个洗净，去筋膜骚腺，切碎。②加入洗好的粳米中，再加清水。③以小火煨烂成粥，加入葱、姜及少量食盐调味即可。

〔中医小贴士〕

①**枸杞叶**：始载于《名医别录》，味苦、甘，性凉，归入肝、脾、肾经。具有补虚益精、清热明目的功效。

②**羊肾**：始载于《名医别录》，异名羊肾子、羊腰子。味甘，性温，归肾经。具有补肾气、益精髓的功效。

③**粳米**：首载于《名医别录》，其功效为"主益气，止烦，止泄"。

药膳二

芡实茯苓粥

功　　效: 补肺健脾，益气升清。适用于睡梦中遗尿，量不多但次数频繁，没力气，不爱说话，精神疲倦，面色苍黄，食欲不振，大便稀、黏，爱流汗，容易感冒的儿童。

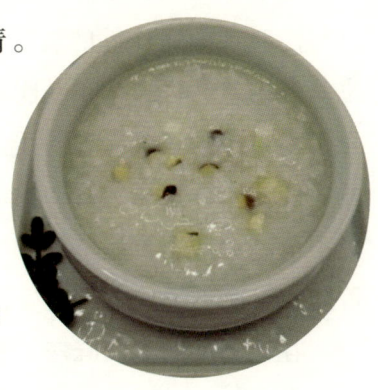

食　　材: 芡实10 g、茯苓10 g、粳米50 g。

烹饪方法: ①将芡实与茯苓捣碎。②加水煮至软烂时再加入粳米，继续熬至米熟烂。

中医小贴士

①**芡实:** 益肾固精，补脾止泻，祛湿止带。用于梦遗滑精、遗尿尿频、脾虚久泻、白浊、带下。

②**茯苓:** 《神农本草经》中记载茯苓:"主胸胁逆气，忧恚，惊邪，恐悸，心下结痛，寒热烦满，咳逆，口焦舌干，利小便。"其味甘、淡，性平，归心、肺、脾、肾经。具有宁心安神、健脾、利水利湿等功效。

③**粳米:** 归脾、胃、肺经。《滇南本草》记载粳米:"治一切诸虚百损，补中益气，强筋壮骨，生津，明目，长智"。

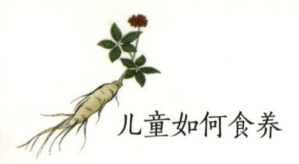

第十三节　荨麻疹

　　荨麻疹是儿科临床常见的一种皮肤出现红色或苍白风团，且时隐时现的瘙痒性的皮肤过敏性疾病。本病根据病程长短，主要分为急性荨麻疹和慢性荨麻疹。中医理论认为，本病多由先天不足、阳气虚，容易受到外界致病因素侵入人体所致；或儿童经常流汗且易感冒，体质虚弱，外邪蕴于肌表；又或饮食上不节制，过多食用辛辣油腻的食物，肠胃湿热郁于肌肤；还可能因气血不足，虚风内生，而致风邪搏结于肌肤而发病。

　　在饮食方面，荨麻疹儿童宜选择富含营养、清淡、容易消化的食物，如豆制品、瘦肉、牛乳等（过敏者除外），以滋养身体，提升机体正气；多食绿叶蔬菜、新鲜水果，多饮水、果汁等食物，以润肠通便、清热化湿；对于过敏体质儿童应尽量避免进食特定的诱发食物，包括贝壳类（虾、蟹、软体动物等水产品）、鸡蛋、牛乳、花生、坚果等；由于各种食品添加剂常为荨麻疹的诱发因素，因此还需避免进食含食品添加剂的加工食物。日常生活中需要加强儿童体育锻炼，注意保护皮肤，最好不要处在过于干燥的环境中，可以用加湿器缓解荨麻疹症状，同时也不要在太阳底下暴晒。

药膳一

紫苏叶茶

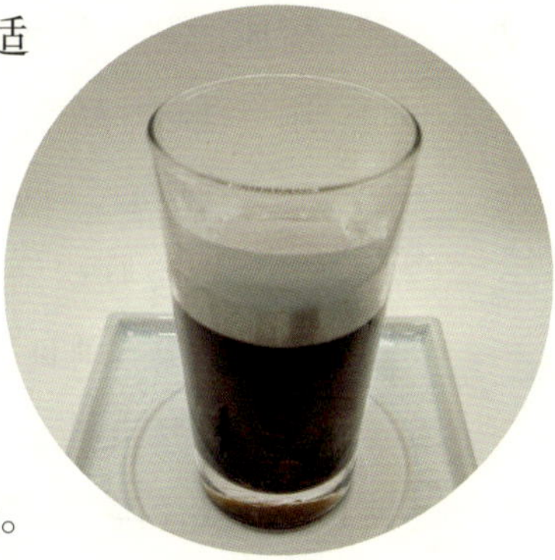

功　　效： 疏风散寒，解表止痒。适
用于风团颜色白，且
遇到寒冷的刺激加
重，暖和后会缓解，
畏寒怕冷，口不渴的
荨麻疹儿童。

食　　材： 紫苏叶15 g，红糖3～5 g。

烹饪方法： 将紫苏叶晒干、研粗末，加
适量红糖，沸水冲泡即可。

┌─── 中医小贴士 ───┐

①**紫苏叶**：始载于《名医别录》，味辛，性温，归肺、脾、胃经。
具有解表散寒、行气和中、安胎、解鱼蟹毒的功效。
②**红糖**：《医林篡要探源》言："暖胃补脾，缓肝去淤，活血
润肠。"

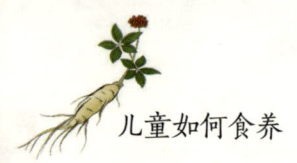

药膳二

菊花饮

功　　效: 疏风清热，解表止痒。适用于风团颜色鲜红，灼热剧痒，遇热加重，得冷则缓解，可伴有发热、咽喉肿痛的荨麻疹儿童。

食　　材: 冬瓜皮(经霜)20 g，菊花15 g，赤芍10 g。

烹饪方法: 将冬瓜皮、菊花、赤芍加水煎取汁，再加入蜂蜜调匀。

〔 中医小贴士 〕

①**冬瓜皮**：始载于《开宝本草》，异名白瓜皮、白东瓜皮。味甘，性微寒，归肺、脾、小肠经。具有清热解毒、利水消肿的功效。

②**菊花**：始载于《神农本草经》，味辛、甘、苦，性微寒。归肺经、肝经，具有疏散风热、清肝明目、平抑肝阳、解毒消肿的功效。

③**赤芍**：始载于《神农本草经》，味苦，性微寒，归肝经。具有清热凉血、解毒消肿的功效。

第十四节　湿疹

　　湿疹是由多种内外因素引起的一种具有明显渗出倾向的炎症性皮肤病，临床以皮损形态多样，呈对称分布，伴有剧烈瘙痒，有渗出倾向且反复发作为特征。本病任何年龄均可发生。多在出生后 1～3 个月发病，一般 1～2 岁之后逐渐减轻，大多自愈，少数则会迁延不愈。中医理论认为本病多由内、外因素引起，常因禀赋不耐、乳食不当、脾胃受损、湿热内生，复受风湿热邪侵袭，内外邪气相搏，郁于肌肤所致。其发生与脾、肺、心、肝关系密切。

　　中医调养主要是通过辨证论治，遵循清热利湿、养血祛风、健脾除湿的原则。饮食宜清淡易消化，多食新鲜水果和蔬菜，多饮果汁等，忌食虾、蟹、鱼、牛羊肉等厚味之品；同时还应注意避免接触可能诱发湿疹的各种因素，如皮毛、花粉、油漆、化纤衣物等；正在进行母乳喂养的儿童，其乳母不宜过食辛辣香燥及鱼虾、鸡、鸭、牛、羊肉等发物；儿童平时也应注意避免不良刺激，患处忌用热水擦洗或使用肥皂及碱性刺激物；痂皮厚者不宜硬性剥除痂皮，应用油性护肤品湿润后，再轻轻揩去痂皮；保持皮肤清洁，修剪指甲，避免瘙抓，防止继发感染，小月龄者可用纱布或袜子套住两手，防止搔抓和摩擦；日常生活避免强烈日光照射，衣着不宜过厚，头部可戴柔软布帽，以减轻局部的摩擦。

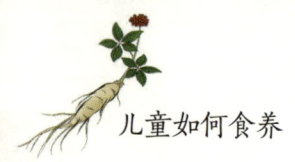

药膳一

冬瓜薏苡仁汤

功　　效: 清热，利湿，止痒。适用于发病快、病程短，皮肤湿疹破损处潮红，有丘疱疹，灼热瘙痒，有抓破渗液流水痕迹，伴心烦口渴、身体热的湿疹儿童。

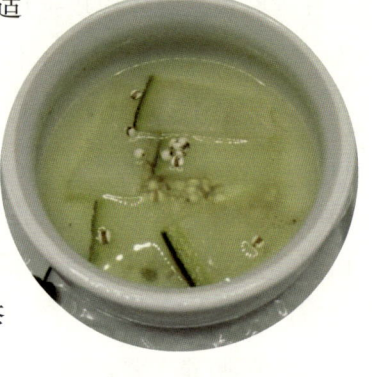

食　　材: 冬瓜200～400 g，薏苡仁30～60 g。

烹饪方法: 将冬瓜与薏苡仁加水煎汤后，去渣取水。

〔中医小贴士〕

①冬瓜:《名医别录》记载冬瓜主治"小腹水胀，利小便，止渴"。

②薏苡仁:《本草纲目》记载:"薏苡仁属土，阳明药也，故能健脾益胃。虚则补其母，故肺痿、肺痈用之。筋骨之病，以治阳明为本，故拘挛筋急风痹者用之。土能胜水除湿，故泄痢水肿用之。"

药膳二

桑葚大枣粥

功　　效：养血润肤，祛风止痒。适
用于病程长、反复发
作，湿疹处颜色黯淡
或有色素沉着、剧
痒，或湿疹处皮肤粗
糙肥厚，伴口干不渴、
不思饮食、腹胀的湿疹
儿童。

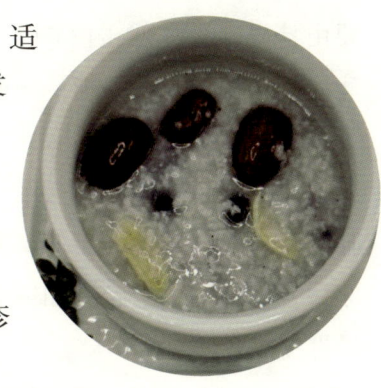

食　　材：桑葚30 g，大枣（去核）4～6颗，
百合30 g，粳米100 g。

烹饪方法：将桑葚、大枣，百合加水煎取汁液，与淘洗干净的
粳米一同煮粥。

[中医小贴士]

①**桑葚**：始载于《新修本草》，其味甘、酸，性寒，归心、肝、
肾经。具有滋阴养血、滋肝补肾、生津润燥之功效。
②**百合**：养阴润肺，清心安神。治肺燥或阴虚久嗽、咳唾痰血、
虚烦惊悸、神志恍惚。
③**大枣**：《长沙药解》记载："补太阴己土之精，化阳明戊土之气，
生津润肺而除燥，养血滋肝而息风，疗脾胃衰损，调经脉虚芤。"
④**粳米**：《日华子诸家本草》记载其可"壮筋骨，补肠胃"。

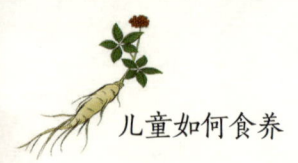
儿童如何食养

第十五节　过敏性鼻炎

　　过敏性鼻炎，即变应性鼻炎，是机体接触致敏原后，主要由特异性免疫球蛋白 E（IgE）介导的鼻黏膜非感染性炎性疾病。临床表现为打喷嚏、流清水样涕、鼻塞、鼻痒等症状，每天症状持续或累计在 1 小时以上，可伴有眼痒、结膜充血等眼部症状。中医理论认为过敏性鼻炎与外邪侵袭鼻窍，进而导致肺、脾、肾三脏功能失调有关，治疗原则是尽量避免接触过敏原，合理使用抗组胺药和糖皮质激素，有条件的儿童可采用特异性免疫疗法。

　　中医调养原则主要是扶正固表、温肺散寒、健脾补肺、通窍化浊。过敏性鼻炎儿童饮食宜清淡，温热食物为主，多食富含维生素 C 及维生素 A 的食物，避免吃生冷、寒凉、辛辣刺激性及易致过敏类的食物，以补脾肺之气。日常生活中做好预防工作，注重增强身体免疫力。明确过敏原之后，生活中应避免接触这类物质，外出时做好防护措施，戴好口罩，避免接触到花粉、冷空气等。

药膳一

辛夷花煮鸡蛋

功　　效：通鼻，疏风健脾。适用于鼻塞、鼻痒、打喷嚏、流

202

清涕、头痛的过敏性鼻炎
儿童。

食　　材：辛夷花5～10 g，大枣
3～5颗，鸡蛋2枚。

烹饪方法：①鸡蛋煮熟，剥壳备
用。②将鸡蛋与大枣
加水同煮20分钟。③最
后加入辛夷花再煮10分钟。

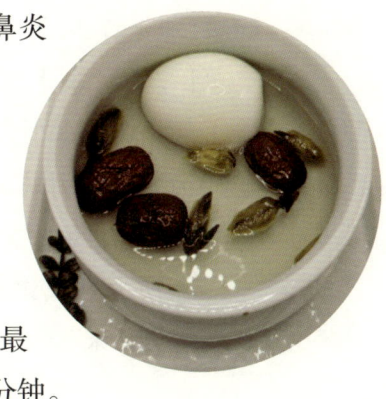

中医小贴士

①辛夷花：始载于《神农本草经》，味辛，性温，归肺、胃经。
具有祛风寒、通鼻窍的功效。

②鸡蛋：具有滋阴润燥、养血安神的作用。

③大枣：《食疗本草》中记载大枣："洗心腹邪气，和百药毒。
通九窍，补不足气。"

药膳二

黄芪山药薏仁粥

功　　效：通健脾胃，补中气。适用于鼻塞时轻时重、遇冷风
鼻塞加重、鼻涕增多、打喷嚏的过敏性鼻炎儿童。

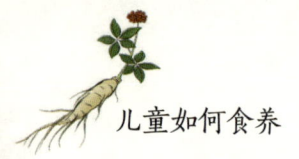

食　　材：黄芪10 g，山药30 g，薏苡仁30 g，粳米50 g。

烹饪方法：①黄芪加清水小火煮30分钟，取汁去渣。②加入山药、薏苡仁、粳米煮成粥，加入食盐调味。

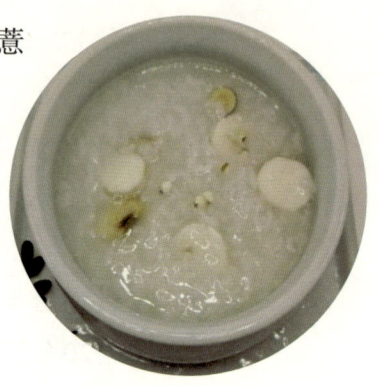

中医小贴士

①**黄芪**：补气升阳，益卫固表，利水消肿，生津养血，行滞通痹，托毒排脓，敛疮生肌。用于气虚乏力、食少便溏、中气下陷、久泻脱肛、便血崩漏、表虚自汗、气虚水肿、痈疽难溃、久溃不敛、血虚萎黄、内热消渴。

②**山药**：《药性论》记载："补五劳七伤，去冷风，止腰疼，镇心神，安魂魄，开达心孔，多记事，补心气不足，患人体虚羸，加而用。"

③**薏苡仁**：《名医别录》记载："主除筋骨邪气不仁，利肠胃，消水肿，令人能食。"

④**粳米**：《本草纲目》记载，粳米粥可"利小便，止烦渴，养脾胃"，炒米汤可"益胃除湿"。

第七章

儿童特殊疾病的药膳调理

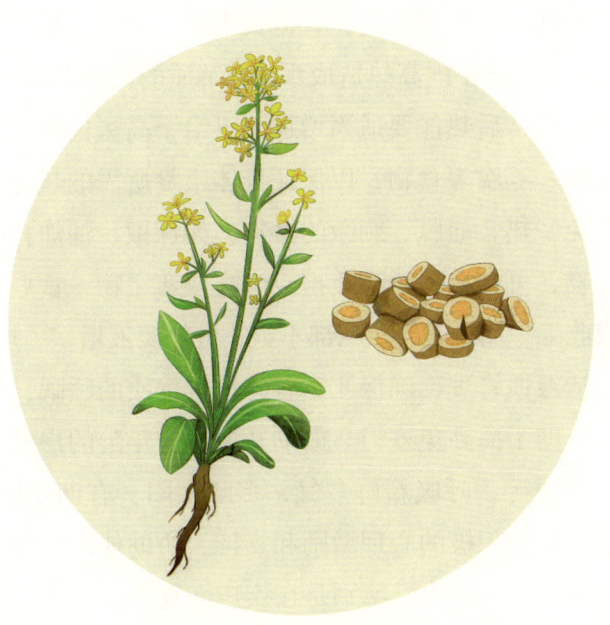

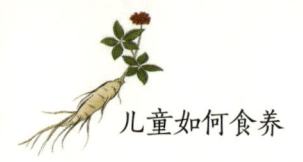

第一节　反复呼吸道感染

反复呼吸道感染指儿童或青少年在成长过程中呼吸道反复遭受病原体侵袭，感染频率明显高于同龄人的情况，任何年龄均可发病。中医理论认为，儿童正气不足，并遇气候变化、寒温交替、调护失宜等诱因，六淫之邪均可乘虚而入。

饮食方面宜食清淡稀软的食物，如稀饭、面条等。呼吸道感染发病初期体温多较高，宜进食米粥、面条，提供丰富的维生素、糖类，防止因高热造成水、电解质的丢失及维生素缺乏。体温恢复正常后热能要适当增加，可给予高蛋白质饮食，如鸡蛋、瘦肉、豆腐等食物，以保证身体康复所需的热能供给。同时应避免辛热、甜腻、刺激的食物，如辣椒、油炸食品等不易消化食物，可加重胃肠道负担。少吃咸寒之物，食后会使呼吸道黏膜收缩，加重鼻塞、咽部不适，可使痰液增多，加重咳嗽。加强生活习惯管理，确保儿童有充足且优质的睡眠，因为良好的睡眠有助于提高免疫力。鼓励开展适合年龄的户外活动，如散步、跳绳等，呼吸新鲜空气，多晒太阳，有助于增强体质。还要给予儿童积极的心理激励和支持，协助他们树立信心。避免给儿童过重的压力，特别是在疾病恢复方面。

药膳一

生姜红糖茶

功　效: 温阳散寒,促进血液循环,增强免疫力。适用于反复呼吸道感染、体虚乏力、感冒后恢复期。

食　材: 生姜20 g,红糖10 g(或适量)。

烹饪方法: ①将生姜洗净,去皮后切成薄片。在锅中加入500 mL水,放入生姜片。②中火煮沸后,转小火煮10～15分钟。关火后加入红糖,搅拌均匀,待糖完全溶解。③将茶过滤,倒入杯中,即可饮用。

〔中医小贴士〕

①**生姜:**《日用本草》记载:"治伤寒、伤风、头痛、九窍不利。入肺开胃,去腹中寒气,解臭秽。解菌蕈诸物毒。"

②**红糖:**《长沙药解》记载其可补脾精,化胃气,生津液,止腹痛。

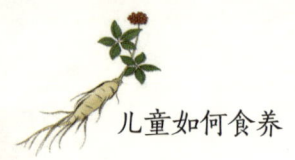

药膳二

百合荸荠粥

功　　效：清热润肺，滋阴养肺，增
强免疫力。适用于反复
呼吸道感染、身体虚
弱、抵抗力差的儿童。

食　　材：百合50 g，荸荠100 g，
粳米100 g，枸杞子5 g。

烹饪方法：①百合洗净，荸荠去皮
切块，米洗净。将粳米提前
浸泡30分钟，方便煮熟。将泡好的米放入锅中，加
入500 mL的水。②大火煮沸后，转小火，加入百
合和荸荠块。持续搅拌，以防粘底，煮约30分钟，
至米粒软烂，最后放入枸杞子。③根据个人口味加
入冰糖，搅拌均匀后再煮5分钟即可。

〔 **中医小贴士** 〕

①百合：《本草从新》记载："久嗽之人，肺气必虚，虚则宜敛。
百合之甘敛，胜于五味之酸收，利二便。"
②荸荠：清热生津，化痰，消积。主温病口渴、咽喉肿痛、痰
热咳嗽、目赤、消渴、痢疾、黄疸、热淋、食积、赘疣。

③**枸杞子**：《药性论》记载枸杞子"能补益精诸不足，易颜色，变白，明目，安神"。

④**粳米**：粳，乃稻之总名，有早、中、晚三收。晚者得金气多，性凉，尤能清热。《本草备要》中认为陈廪米冲淡可以养胃，煮汁煎药，可以助调肠胃、利小便、去湿热、除烦渴。

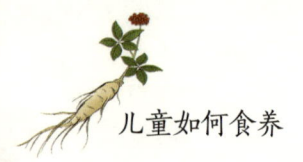

第二节　血小板减少

血小板减少是指儿童外周血液中血小板数量异常减少的现象。一般表现为皮下及黏膜出血，如皮肤瘀斑、紫癜、口鼻腔及牙龈出血等，严重者可引起胃肠道大量出血和中枢神经系统内出血，危及生命，长期出血易引起贫血。中医理论认为，主要病因为气不摄血、阴虚火旺及外邪侵袭。此病核心在于"血溢脉外"，多由脾不统血、气虚血弱或血热妄行引起。中医食养能够调节机体的内环境稳定、依据个体体质差异，采用养肝补血、健脾摄血等中药方剂或药膳来改善。

饮食方面以补气养血、滋阴凉血、止血为主。尽量选择无刺激、少纤维、易消化软食，如面条、米饭、米粥、牛乳、绿豆汤、莲子粥、西葫芦、茄子、冬瓜、不去外衣的生花生米及菜汤等。如有消化道出血，急性期应注意禁食，恢复期应给予半流质或流质饮食。避免食油腻、生冷、坚硬难消化之物和葱、椒、姜、韭菜及海鲜等发物。葵花子中的亚油酸抑制血小板的附着，影响血液凝固，柚子所含的柚皮苷和橙皮苷有降低血管内血细胞凝聚和增强毛细血管通透性的作用，出血性疾病儿童不宜食用。同时强化生活习惯管理，保证儿童有足够的休息时间，避免过度劳累。鼓励进行适宜年龄的活动，如散步、轻柔的体操等，有助于增强身体的抵抗力。还要给予儿童积极的心理关怀和鼓励，帮助他们保持乐观的心态。避免给儿童造成不必要的心理负担，特别是在病情方面。

药膳一

落花生粥

功　　效：补益脾胃，养血止血，增
　　　　　强免疫力。适用于血小
　　　　　板减少症患者、贫血、
　　　　　脾胃虚弱、气血不足
　　　　　以及免疫力低下、易
　　　　　疲劳、体虚人群。

食　　材：花生30 g(不去红衣)，粳
　　　　　米30～50 g，山药10～15 g，
　　　　　百合5～10 g、大枣2～5颗。

烹饪方法：①取花生，将表面的红皮保留。将大枣去核，将所
　　　　　有食材清洗干净备用。②将粳米、百合提前浸泡30
　　　　　分钟，以便煮粥时更易煮烂。将浸泡好的粳米、百
　　　　　合和清洗好的花生、山药、大枣放入锅中，加入适
　　　　　量清水。③用大火将水煮沸后转为小火，继续煮30
　　　　　分钟至食材软烂，花生熟透。④粥煮至黏稠后加入
　　　　　适量冰糖，待冰糖溶化后即可出锅。

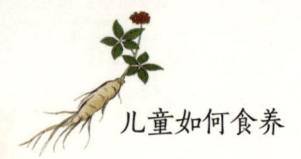

中医小贴士

①花生:《常熟县志》中记载:"落花生,三月栽,引蔓不甚长,俗云花落在地,而子生土中。"其味甘,性平,归肺、脾经。具有补脾养胃、润肺化痰、养血止血的功效。

②山药:味甘、性平,具有益气养阴、补脾肺肾、涩精之效,与花生配伍增强补脾开胃、生津养血之功。

③百合:《本草纲目拾遗》记载百合可"清痰火,补虚损"。

④大枣:《本草纲目》记载"枣为脾之果,脾病宜食之"。

⑤粳米:《本草衍义》记载粳米可"平和五脏,补益胃气,其功莫逮。然稍生则复不益脾,过熟则佳"。

药膳二

枸杞子参枣鸡蛋汤

功　效: 补气养血,增强免疫力。适用于因脾虚、气血不足导致的血小板减少症患者,包括面色苍白、乏力疲倦、食欲不振及经常出现瘀斑、瘀点、流鼻血等轻微出血症状等虚症表现。

食　材: 枸杞子10 g,人参3～5 g(或党参10 g,体质偏热者可以选用党参代替人参),大枣2～5颗(去核,以免上火),鸡蛋1个。

烹饪方法：①枸杞子、大枣和人参清
洗干净，备用。②将
清洗好的枸杞子、大
枣和人参放入锅中，
加入约 500 mL 清水，
先用大火煮沸，之后改
用小火煮 30 分钟。③将
鸡蛋打散，慢慢倒入煮沸的汤
中，同时轻轻搅拌，使蛋液成丝状。④最后加入冰
糖，搅拌均匀后关火。

【 中医小贴士 】

①**枸杞子**：《食疗本草》记载枸杞子"坚筋能老，除风，补益筋
骨，能益人"。

②**人参**：《神农本草经》中记载人参："主补五脏，安精神，定
魂魄，止惊悸，除邪气，明目，开心，益智。"其味甘、微苦，
性平，归脾、肺、心经。具有温阳、补气、固心、止血等功效。

③**大枣**：《医经小学》记载，大枣有和脾胃、安中脘、养血脉、
壮神气的功效。

④**鸡蛋**：《本草纲目》记载："精不足者补之以气，故卵白能清气，
治伏热、目赤、咽痛诸疾。形不足者、补之以味，故卵黄能补
血，治下痢、胎产诸疾。"

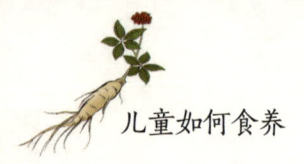

第三节　过敏性紫癜

过敏性紫癜是以小血管炎为主要病变的系统性血管炎。临床特点为血小板不减少性紫癜，常伴关节肿痛、腹痛、便血、血尿和蛋白尿。一年四季均有发病，以春秋两季居多。中医理论认为，本病的治疗，实证以清热凉血为主，随证配用辅药以祛风通络、缓急和中；虚证以益气摄血、滋阴降火为主。

饮食方面要注意避免食用已知的过敏食物，确保饮食的安全性，在无法确认过敏源时，建议采用少食多餐的方式，每次引入新的食材都要观察反应，一旦出现异常应立即停止。多摄入富含维生素C的食物，有助于增强血管壁的韧性。应适当减少高蛋白（如牛奶、蛋类、海鲜等）和高脂肪食物的摄入量。可选用鱼肉、豆腐等易消化的优质蛋白来源，减少摄入红肉类食物。同时保持清淡的饮食习惯，避免食用辛辣、刺激性食物。遵循定时定量的饮食规律，避免不规律进食。此外，要让儿童多喝温水，也可以饮用温和的蔬果汁，保证足够的水分摄入，有助于排毒和代谢，但也要避免过量饮水，以免增加肾脏负担。加强生活习惯管理，保证充足的休息，避免过度劳累。避免接触可能的过敏原，如花粉、尘螨等。呼吸道感染容易加重过敏性紫癜的病情或引发复发，儿童需尽量避免接触感冒患者，减少前往人流密集的场所，并保持室内通风。避免接触可能诱发过敏的环境因素，如化学污染严重的场所等。

药膳一

大枣龟胶冻

功　　效：滋补养血，增强免疫力，舒缓疼痛，促进康复。适用于辅助缓解过敏性紫癜的症状，如皮肤出现紫斑或红斑、关节疼痛、消化不良、身体虚弱等。

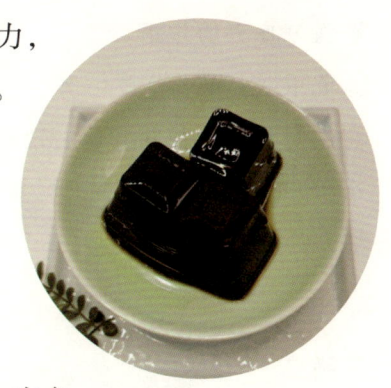

食　　材：大枣100 g，生地黄、麦冬、阿胶、龟甲胶各50 g，冰糖60 g。

烹饪方法：①将生地黄、麦冬、大枣洗净，放入锅中，加入清水，煮沸后转小火煮30分钟，直至大枣软烂。②阿胶、龟甲胶用清水泡软，切成小块，隔水蒸化，加入煮好的药汤中。③加入冰糖，再继续煮15分钟。④将混合物倒入模具中，冷却后放入冰箱冷藏，凝固后即可食用。

〔 中医小贴士 〕

①生地黄：《本草从新》中记载生地黄："治血虚发热，常觉饥馁，五心烦热，痿痹惊悸，倦怠嗜卧……"其味甘、苦，性寒，归心、

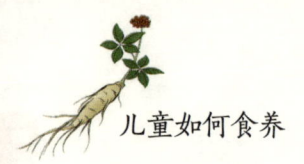

肝、肾经。具有滋阴清热、凉血补血的功效。

②**阿胶**：始载于《神农本草经》，异名傅致胶、盆覆胶、驴皮胶，其味甘，性平，归肺、肝、肾经。具有滋补血液、润肺止咳、增强免疫力的作用。

③**龟甲胶**：异名龟胶，其性味咸、甘、凉，归肝肾、心经。具有滋阴补肾、强壮骨骼、改善免疫力的功效。

④**大枣**：《食疗本草》中记载大枣："洗心腹邪气，和百药毒。通九窍，补不足气。"

药膳二

党参龙眼鳝鱼粥

功　　效：补气养血，活血化瘀，健脾养胃。适用于辅助缓解过敏性紫癜的症状，如皮肤出血点、乏力、食欲不振、失眠或焦虑等。

食　　材：党参10～15 g，龙眼肉15～30 g，鳝鱼1～2条（50～90 g），黄芪10～15 g，白术5 g，当归5 g，粳米适量（约100 g）。

烹饪方法：①党参、龙眼肉、鳝鱼、黄芪、白术、当归清洗干净，粳米提前浸泡30分钟。②将鳝鱼切段，焯水去腥味。③将浸泡好的粳米放入锅中，加入清水，煮沸后加入党参、黄芪、白术、当归和焯水后的鳝鱼，转小火慢煮。④煮至米粒软烂后，加入龙眼肉，再煮10分钟，至粥稠即可。⑤可根据个人口味添加盐。

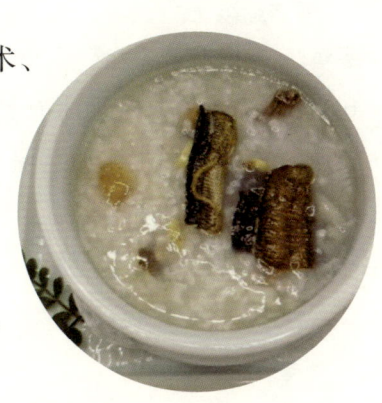

中医小贴士

①**党参**：《本草从新》中记载党参："补中气，生津，甘平补中，益气，和脾胃，除烦渴。"

②**龙眼**：始载于《神农本草经》，异名桂圆、益智、圆眼、蜜脾、比目。其性温、味甘，归心、脾经。具有补心安神、养血助眠的功效。

③**鳝鱼**：《本草纲目》记载："性热能补。时行病后食之，多复。"

④**白术**：始载于《神农本草经》，异名於术、冬术等，味甘、苦，性温，归脾、胃经。具有健脾补气、燥湿利水、止汗安胎等功效。注意阴虚燥渴、气滞胀闷者忌服。

⑤**黄芪**：《本草汇言》述黄芪："补肺健脾，实卫敛汗驱风运毒之药也。"即黄芪具有补气固表、利尿托毒、排脓敛疮生肌的功效。主要用于气虚乏力、食少便溏、中气下陷、久泻脱肛、便血崩漏、表虚自汗、气虚水肿、痈疽难溃、久溃不敛、血虚

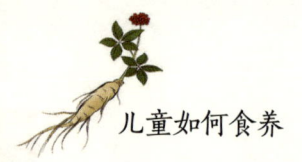

痿黄、内热消渴等症。

⑥**当归**：始载于《神农本草经》，异名干归、马尾当归、秦归、云归、西当归、岷当归。味甘、辛，性温，归肝、心、脾经。具有补血活血、调经止痛、润肠通便的功效。

第四节　糖尿病

儿童糖尿病是指是由于胰岛素分泌绝对缺乏或相对不足所造成的糖、脂肪、蛋白质代谢紊乱症。临床以多饮、多食、多尿、消瘦、血糖升高、尿糖阳性为特征。中医理论认为，本病中医属"消渴"范畴，其发病病因为禀赋不足、恣食肥甘、情志过极、劳欲过度等原因，病变重在肺、胃、肾三脏。消渴有三消之分，以多饮为主症者为上消，属肺燥；以多食为主症者为中消，属胃热；以多尿为主症者为下消，属肾虚。

饮食方面要注意合理控制糖分摄入，以糖类占总热能的50%～60%较为适宜。脂肪提供的热能不宜超过总热能的30%，而且应以植物脂肪为主。动物蛋白质多为优质蛋白质，以15%～20%为宜。膳食纤维有降低血糖、促进胃肠道蠕动、防止便秘等作用，这有助于稳定血糖。所以，糖尿病儿童日常饮食宜多选用粗粮、豆类和蔬菜，避免高糖、高脂肪和含有大量淀粉的食物。养成少量多餐的饮食习惯，每日至少保持3餐，可按早餐 1/5、午餐及晚餐各 2/5 份额的方法进食，避免餐后血糖过高而增加胰岛的负担。富含硒的食物对降低血糖及改善糖尿病症状很有效。维生素C可抑制蛋白质糖化，补充足量的维生素C有助于减缓糖尿病并发症的进程，对缓解糖尿病视网膜病变、肾病等有益。糖尿病儿童一般钙的排出量增多，故宜多食富含钙的食物。避免过多食用高脂肪食物，肥胖的糖尿病

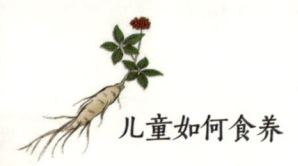

儿童对胰岛素的敏感性下降、功能降低，不利于本病的治疗。同时加强生活习惯管理，鼓励儿童参加适合年龄的有氧运动，如快走、骑自行车等，有助于控制血糖和增强体质。

药膳一

菠菜银耳汤

功　　效：降血糖，增强免疫，促进消化。适用于血糖控制不佳、口渴多饮、多尿、虚弱体质、消化不良和免疫力低下的儿童。

食　　材：菠菜100 g，银耳10 g。

烹饪方法：①银耳用清水泡发，菠菜洗净切段。②锅中加水，放入泡发好的银耳，煮沸后转小火煮约20分钟。③再加入菠菜，煮5分钟至菠菜软烂。④根据口味加入盐调味，搅拌均匀后即可。

─────────────── 〔 中医小贴士 〕 ───────────────

①菠菜：《随息居饮食谱》中记载："开胸膈，通肠胃，润燥活血。

大便涩滞及患痔疮人宜食之。"味甘，性凉，归肝、胃、大肠经。具有滋阴润燥、补肝养血的功效。

②银耳：《饮片新参》记载可"清补肺阴，滋液，治劳咳"。

药膳二

蚌肉苦瓜汤

功　　效：清热降糖，滋阴补虚，促进食欲。适用于糖尿病儿童，尤其是患轻度糖尿病、血糖偏高、口干多饮的症状。

食　　材：蚌肉60～100 g，苦瓜150 g。

烹饪方法：①蚌肉用清水清洗干净，焯水去腥后备用。②苦瓜洗净去籽，切成薄片。③锅中加入清水，加入蚌肉和姜末，大火煮沸。④煮沸后转小火炖煮约20分钟，加入苦瓜。继续炖煮15分钟，最后加入食盐和葱花调味即可。

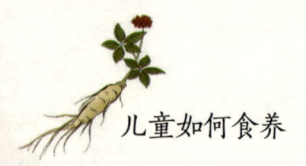

中医小贴士

①**蚌肉**：始载于《食疗本草》，异名河歪、河蛤蜊、含浆。其性味甘咸，寒性，归肝、肾经。具有清热滋阴、明目解毒的作用。

②**苦瓜**：始载于《滇南本草》，异名锦荔枝、癞葡萄、凉瓜、癞瓜。味苦、性寒，归心、脾、肺经。具有清暑祛热、解毒、名目等功效。

第五节　癫痫

　　癫痫是一种病因复杂的神经系统综合征，是大脑皮层或皮层下细胞群的超同步异常放电而引起的突发性、一过性脑功能紊乱。通常有意识障碍和肌肉抽搐，也可有感觉、情感、行为或自主神经功能的异常，均有突然起病、能自行停止、反复发作、每次情况类似的特点。中医理论认为，癫痫的治疗，应分标本虚实，频繁发作者以治标为主，着重豁痰息风、开窍定痫，并酌情配合镇惊、化瘀法；病久致虚者以治本为重，以益肾填精为主。

　　饮食方面要注意定时进食并注意均衡营养，保持正常的血糖水平，可以减少癫痫发作。保证丰富的维生素来源（新鲜蔬菜和水果），维生素B族、维生素D有助于维持神经系统的正常功能，维生素B族存在于肉、全谷类和豆类中，维生素D则存在于海鱼、蛋黄、乳酪和添加营养素的牛奶、豆腐、黄豆粉等食物中。适当增加微量元素（镁、锌、钙、锰）的摄入，有助于稳定神经细胞膜。豆芽富含硝基磷酸酶物质，而癫痫儿童的大脑中严重缺乏磷酸酶，因此宜多吃豆芽。癫痫儿童应避免食用辛辣、刺激性食物，避免大量饮水，避免高盐饮食。保持规律的饮食习惯，避免过饥或过饱，加强生活习惯管理，保证充足的休息，避免过度劳累和熬夜，帮助他们正确面对疾病。

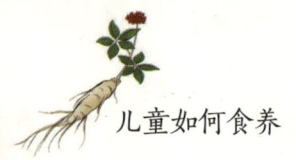

药膳一

枸杞叶炒猪心

功　　效： 滋补肝肾，镇静安神。适
用于辅助治疗心失濡
养证的癫痫，适合精
神不振、记忆力下
降、头晕、头痛，以
及癫痫发作后恢复期
失眠多梦等。

食　　材： 枸杞叶 100～150 g，猪心
0.5～1个（选取肉质紧实、色泽红润部分）。

烹饪方法： ①枸杞叶洗净，沥干水分。猪心清洗干净，切成薄
片，去除血管和脂肪。②猪心片用开水焯水，去腥
味，捞出沥干。热锅冷油。加入焯过水的猪心片，
翻炒均匀，加入盐调味。③最后加入枸杞叶，快速
翻炒至枸杞叶软化，出锅前可撒少许胡椒粉提味。

中医小贴士

①**枸杞叶**：《本草纲目》记载："春采枸杞叶（名天精草）。"异名
地仙苗、甜菜、枸杞尖、天精草、枸杞苗等。其味苦、甘，性凉，
归肝、脾、肾经。具有滋阴养血、清肝明目、降血压的功效。

②猪心：始载于《名医别录》，异名豕心、豚心、彘心、稀心。其味甘、咸，性平，归心经。具有养心安神、补血镇惊的功效。

药膳二

钩藤菊花决明子茶

功　效：平肝清热、息风定惊，适合肝阳上亢、容易烦躁紧张的癫痫患者日常饮用。

食　材：钩藤3～5 g，菊花2～5 g，决明子2～5 g。

烹饪方法：①钩藤、菊花、决明子稍冲洗。②先将决明子放入杯中，冲入沸水，加盖焖泡5分钟。③再加入钩藤和菊花，继续焖泡5～10分钟即可饮用。可续水。

[中医小贴士]

①钩藤：始载于《名医别录》，异名钩丁、吊藤、鹰爪风、倒挂刺。味甘，性微寒、归于肝、心包经。具有息风止痉、清热平肝的功效。

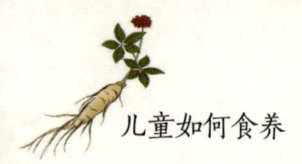

②**菊花**：始载于《神农本草经》，味辛、甘、苦，性微寒。归肺经、肝经，具有疏散风热、清肝明目、平抑肝阳、解毒消肿的功效。

③**决明子**：始载于《神农本草经》，异名草决明、还瞳子。味甘、苦、咸，性微寒，归肝、大肠经。具有清肝明目、润肠通便的功效。

第六节　学习障碍

学习障碍是指在同等教育条件下，智力正常的儿童在听、说、读、写、推理、计算等基本学习能力方面存在显著困难的现象。这些障碍通常是由中枢神经系统功能失常所导致的，并且可能伴随终生。中医理论认为，学习障碍的发生发展是始于脾，发于肝，逆于肺，亏于肾，失于心，是五脏功能不协调进而相互影响、虚实兼夹的疾病。

饮食调养应根据儿童体质状况制定个性化的饮食调养方案。增加富含优质蛋白质（如鱼、瘦肉、蛋黄、豆制品等）的摄入可以提高机体免疫力。选择高纤维、低脂肪的碳水化合物（全谷物食品、糙米），可以满足大脑运转所需的能量。增加益智健脑食物的摄入，如核桃、黑芝麻、花生等，避免辛辣、燥热之品，同时控制糖分、盐分摄入来预防代谢性疾病的发生。

药膳一

核桃仁五味子蜜糊

功　效：培补精血，益智健脑。适用于因精血不足而注意力不集中、有学习障碍的儿童。

食　材：核桃仁30 g，五味子3 g，蜂蜜3～5 g。

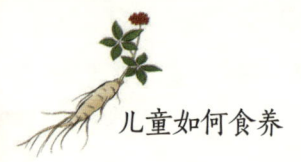

烹饪方法： ①核桃仁、五味子用凉白开洗净，沥干水分。②将核桃仁放入保鲜袋中，用擀面杖碾碎。③将碾碎的核桃仁、五味子倒入碗中，捣烂成泥状混合，加入蜂蜜，再次搅拌均匀成糊状。

┌─────────────┐
│ 中医小贴士 │
└─────────────┘

①**核桃仁**：《本草纲目》中记载核桃仁："补气养血，润燥化痰，益命门，利三焦，温肺润肠，治虚寒咳嗽，腰脚重痛，心腹疝痛，血痢肠风，散肿毒，发痘疮，制铜毒。"其味甘，性温，归肺经、肾经、大肠经。具有预防动脉硬化、促进心血管健康、提高脑力、滋润肌肤等作用。注意凡痰内盛引起的痰黄、发热气喘、烦躁呕恶和阴虚火旺的吐血、鼻出血等均忌用。

②**五味子**：始载于《神农本草经》。其味酸、甘，性温。归肺、心、肾经。具有收敛固涩、益气生津、补肾宁心的功效。

③**蜂蜜**：《本草纲目》中记载蜂蜜："和营卫，润脏腑，通三焦，调脾胃。"其味甘，性平，归肺、脾、大肠经。具有补中、润燥、止痛、解毒之功效。

药膳二

龙眼山药粥

功　效：益智健脑，补肾生精，养血安神。适用于心脾不足、入睡困难、多梦易醒、记忆力减退、注意力不集中的学习困难儿童。

食　材：山药100 g，粳米50 g，龙眼15 g，荔枝10 g，五味子3 g。

烹饪方法：①将山药去皮，切成薄片。②粳米淘洗干净。③山药片与龙眼、荔枝、五味子、粳米同置锅内，加适量水，煮粥。④加白糖调味即成。

─────────

【 中医小贴士 】

①**山药**：补先天而助后天，具有健脾益胃、补肾益精的功效，与白术、石菖蒲搭配能够增强健脾化痰、开窍益智之功。

②**粳米**：始载于《名医别录》，味甘、性平，归脾、胃、肺经。具有补中益气、健和胃、除烦止渴、止泻的功效。

③**龙眼**：其性温、味甘，归心、脾经。具有补心安神、养血助

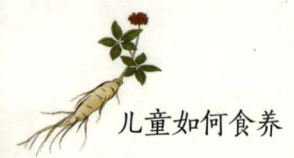

眠的功效。

④**荔枝**：性温，味甘、酸。主要归入脾经和肝经。具有养血健脾、补心安神的作用，对于心脾两虚导致的心悸、心慌、失眠、健忘、多梦等症状有一定的改善作用。常与龙眼肉相提并论。

⑤**五味子**：始载于《神农本草经》。其味酸、甘，性温。归肺、心、肾经。具有收敛固涩、益气生津、补肾宁心的功效。

第七节　鼾症

鼾症是指儿童熟睡后鼾声明显，妨碍正常呼吸时的气体交换，因上气道阻塞而导致睡眠中出现缺氧，从而引发一系列诸如生长发育停滞、心肺功能异常、神经损害及行为异常等临床表现的综合征。中医理论认为，鼾症可能是"痰湿内阻"或"肺脾气虚"所致。儿童脾胃功能尚未完全成熟，易生痰湿，阻塞气道，导致呼吸不畅。此外，肺气虚则卫外不固，易感外邪，诱发鼾症。

饮食调理是改善鼾症的重要手段。可多食用具有健脾化湿作用的食物，如山药、茯苓、薏苡仁等；也要增加含有清热化痰功能的食物摄入，如冬瓜、丝瓜、梨等；以及加用宣肺通鼻的药物，如辛夷花、白芷、苍耳子等。同时，要避免辛辣油腻、寒凉的食物，限制儿童摄取过多的糖分，避免暴饮暴食，晚餐不宜过饱，影响睡眠质量。适当进行调整睡姿，避免仰卧睡眠，可采取侧卧位，这样能减少舌根后坠，减轻气道阻塞。定期用生理盐水清洗鼻腔，保持鼻腔通畅，从而减少打鼾。还要预防感冒和上呼吸道感染，减少鼻腔和咽喉的炎症。

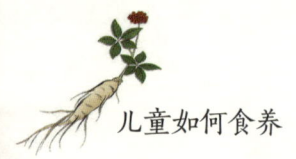

药膳一

夏枯草煮鸡蛋

功 效: 清热解毒，散结消肿，
滋阴养血。适用于呼
噜声较响，伴有呼吸
暂停或憋气、口苦
口干、咽喉肿痛等症
状的鼾症儿童。

食 材: 夏枯草5～10 g，鸡蛋
1个。

烹饪方法: ①夏枯草用清水洗净，去除泥沙和杂质。在锅中加
入300 mL清水，放入洗净的夏枯草和生鸡蛋，先
开大火煮开后转小火。②待鸡蛋煮熟后将壳敲碎继
续熬煮，煮至一碗水即可。

> ┤中医小贴士├

①**夏枯草:** 始载于《神农本草经》，异名麦夏枯、铁线夏枯、灯
笼头、羊肠菜、椰头草等。性辛、苦、寒，归肝、胆经。具有
清肝泻火、明目、散结消肿的功效。

②**鸡蛋:**《随息居饮食谱》中记载鸡蛋:"补血安胎，镇心清热，
开音止渴，濡燥除烦，解毒息风，润下止逆。"

药膳二

青果乌梅山楂饮

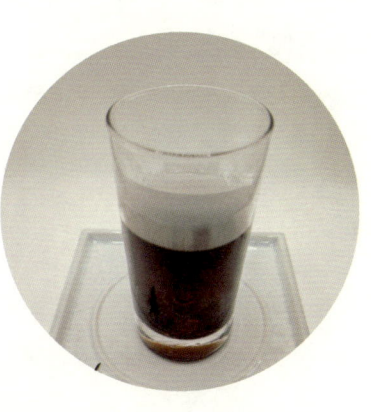

功　　效: 缓解鼾症,生津止渴,健胃消食。适用于咽干咽痒,消化不良,慢性咽炎、扁桃体肥大等引起的鼾症儿童。

食　　材: 青果6 g,乌梅6 g,山楂6 g。

烹饪方法: ①青果、乌梅、山楂清洗干净,在锅中加入清水,放入清洗好的青果、乌梅和山楂。②用大火烧开后,转小火煮20分钟。③根据儿童口味加入冰糖,煮至冰糖完全溶解。④过滤掉原材料,留取汤汁。

┌─── 中医小贴士 ───┐

①**青果:**《本草纲目》中记载青果:"生津液,止烦渴,治咽喉痛。"其味甘、酸,性平,归肺、胃经。可用于治疗咽喉肿痛、口干舌燥、热病烦渴等症状。

②**乌梅:** 始载于《神农本草经》,异名酸梅、黄仔、合汉梅、干

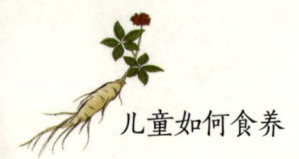

枝梅。味酸、涩，性平，归肝、脾、肺、大肠经。具有敛肺、涩肠、生津、安蛔的功效。

③**山楂**:《本草再新》记载山楂可"治脾虚湿热，消食磨积，利大小便"。

第八节　失眠、夜啼

　　夜啼是指婴儿入夜啼哭不安，时哭时止，或每夜定时啼哭，甚则通宵达旦，但白天如常的病证，多见于新生儿及6个月内的小婴儿。长期反复夜啼常见于消化系统疾病及营养缺乏症。中医理论认为，夜啼的病因有先天因素和后天因素两个方面。先天因素在于孕母素体虚寒或孕母性情躁，遗患于胎儿；后天因素包括腹部受寒、体内积热、暴受惊恐。

　　饮食方面要确保合理喂养，喂食以满足需要而不过量为原则，避免过饱或过饥。如果是母乳喂养，母亲要注意自己的饮食，避免食用辛辣、油腻、刺激性食物；如果是配方奶喂养，要按照正确的比例冲调奶粉，并且注意奶具的清洁。夜间逐渐减少哺乳次数，养成良好的睡眠习惯。睡眠环境方面要注意保持安静、舒适和适宜的温度与湿度，注意腹部保暖。避免房间过于嘈杂、光线过强或温度过高过低。不要将婴儿抱在怀中睡眠，不通宵开启灯具。床铺要柔软舒适，给儿童提供安全感。睡前避免过度兴奋，可以通过轻柔的音乐、温柔的抚触等方式帮助儿童放松。同时加强心理安抚，当儿童啼哭不止时，家长要及时给予回应，温柔地抱起儿童，轻声安抚，让儿童感受到关爱和安全，避免儿童因缺乏安全感而加重夜啼，并注意寻找啼哭原因，如饥饿、过饱、闷热、寒冷、虫咬、尿布浸渍、衣被刺激等，给予解决。

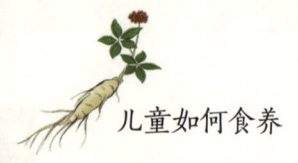

儿童如何食养

药膳一

钩藤乳

功　　效：镇静安神，平肝熄风，
缓解夜啼，清热解毒。
适用于睡眠不安、烦
躁易醒、儿童情绪
不安、无法安静入
睡，常伴有面红、手
脚温热等症状。

食用药材：钩藤3～6 g，牛乳或母乳
60～100 mL。

烹饪方法：①取钩藤洗净备用。将钩藤加入适量清水煎煮，煮
沸后小火煮约10～15分钟，以提取有效成分。②将
煮好的药液过滤，取汁液30 mL。药汁加入牛乳或
母乳中，搅拌均匀。

〔 中医小贴士 〕

①**钩藤**：始载于《名医别录》，异名钩丁、吊藤、鹰爪风、倒挂
刺。味甘，性微寒、归于肝、心包经。具有息风止痉、清热平
肝的功效。

②**牛乳:**《本草经集注》中记载牛乳:"微寒。主补虚羸,止渴,下气。"味甘,性平,归心、肺、胃经,具有补虚损、益肺胃的功效。

药膳二

地麦粥

功　　效:安神,健脾胃,补气养血,清热。可用于心神不安、易惊醒、缺乏安眠,有夜啼的儿童。

食用药材:生地黄6～10 g,麦门冬3～6 g,粳米50 g,大枣3～5枚。

烹饪方法:①生地黄、麦门冬、粳米、大枣分别洗净。②将生地黄、麦冬、粳米和大枣放入锅中,加入水。用中火煮开后转小火慢煮,煮至米烂粥成。③将生地黄渣滓捞出,留下粥食用即可。

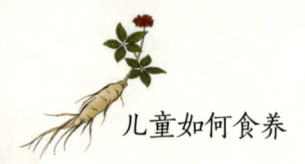

中医小贴士

①**生地黄**:《名医别录》记载:"主治妇人崩中血不止,及产后血上薄心、闷绝,伤身、胎动、下血,胎不落,堕坠,跳折,瘀血,留血,衄鼻,吐血,皆捣饮之。"

②**麦门冬**:始载于《神农本草经》。异名寸冬、川麦冬、沿阶草。其味甘,微苦,性微寒。入肺、胃、心经。具有养阴润肺、生津止渴、清心除烦的功效。

③**粳米**:《滇南本草》记载:"治一切诸虚百损,补中益气,强筋壮骨,生津,明目,长智。"

④**大枣**:《寿世保元》记载:"大枣味甘,调和百药,益气养脾,中满休嚼。"

附录1 婴幼儿辅食添加常见食物及注意事项

一、婴幼儿辅食添加常见种类

谷物类因其容易消化和不易引起过敏反应，是婴幼儿进行辅食添加时的首选。婴幼儿辅食一般包括7类常见食物，辅食添加应逐渐达到每天摄入以下7类食物中的4类及以上。

（1）谷物、根茎类和薯类：面粉、大米、小米、红薯、土豆等。

（2）肉类：畜肉、禽类、鱼类及动物内脏等。

（3）奶类：牛奶、酸奶、奶酪等。

（4）蛋类：鸡蛋、鸭蛋、鹌鹑蛋等。

（5）维生素 A 丰富的蔬果（不包括果汁）：胡萝卜、羽衣甘蓝、南瓜、小白菜、芒果、蜜橘等。

（6）其他蔬果（不包括果汁）：小油菜、娃娃菜、花椰菜、西蓝花、苹果、梨等。

（7）豆类（含制品）、坚果类：豆类（含制品）包括黄豆、豆腐等，坚果包括花生仁、核桃仁、腰果等。

二、注意事项

当婴幼儿开始尝试家庭食物时，应避免大块食物哽噎而导致的意外，同时禁止食用整粒的花生、腰果等坚果。

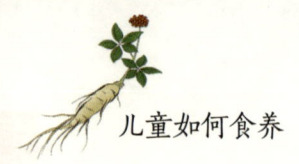

附录2　婴幼儿膳食主要营养素参考摄入量

能量及营养素（单位）	0.5岁~1岁		1~2岁	
	男	女	男	女
能量/（MJ/d）	0.33（MJ/kg·d）	0.33（MJ/kg·d）	3.77（MJ/d）	3.35（MJ/d）
蛋白质/（g/d）	20（RNI）	20（RNI）	25（RNI）	25（RNI）
脂肪供能比/（%/d）	40（AI）		35（AI）	
碳水化合物/（g/d）	85（AI）		120（RNI）	
钙/（mg/d）	250（AI）		600（RNI）	
铁/（mg/d）	10（RNI）		9（RNI）	
锌/（mg/d）	3.5（RNI）		4（RNI）	
维生素A（RAE）/（μg/d）	350（AI）		310（RNI）	
维生素D/（μg/d）	10（AI）		10（RNI）	
维生素B_1/（mg/d）	0.3（AI）		0.6（RNI）	
维生素B_2/（mg/d）	0.5（AI）		0.6（RNI）	
叶酸（DFE）/（μg/d）	100（AI）		160（RNI）	
维生素B_{12}/（μg/d）	0.6（AI）		1.0（RNI）	
维生素C/（mg/d）	40（AI）		40（RNI）	

注1：RNI为推荐摄入量
注2：AI为适宜摄入量
注3：脂肪供能比：脂肪供能占总能量百分比
注4：RAE为视黄醇活性当量，DFE为膳食叶酸当量

附录3 婴幼儿常见食物种类推荐量

年龄	母乳喂养	米粉及米面类	蔬菜、水果类	畜禽类
6~8月龄	坚持母乳喂养,随着固体食物添加,喂养频率逐步减少至每天4~6次	从满6月龄开始添加稠粥或面条,每餐30~50 g	开始尝试菜泥到水果泥。逐步从泥状食物到碎末状的碎菜和水果	开始逐步添加蛋黄及猪肉、牛肉等动物性食物
9~12月龄	坚持母乳喂养,喂养频率减少至每天4次	从稠粥过渡到软饭,每天约100 g	每天碎菜50~100 g,水果50 g,水果可以是片块状或手指可以拿起的指状食物	蛋黄可逐渐增至每天1个,每天以红肉类为主的动物性食物25~50 g
1~2岁	喂养频率减少至每天2~3次	逐渐过渡到与成人食物质地相同的饭、面等主食,每天约100~150 g	每天蔬菜200~250 g,水果100~150 g	每天动物性食物50~80 g,鸡蛋1个
注:建议非母乳喂养儿摄入适量奶制品				

图书在版编目（ＣＩＰ）数据

儿童如何食养：舌尖上的养育指南 / 陈青，阳涛，
兰春主编 . -- 长沙：湖南科学技术出版社 ,2025. 7.
ISBN 978-7-5710-3533-4

Ⅰ . R153.2

中国国家版本馆 CIP 数据核字第 202573V4J4 号

ERTONG RUHE SHIYANG——SHEJIAN SHANG DE YANGYU JIANKANG ZHINAN

儿童如何食养——舌尖上的养育健康指南

主　　编：陈　青　阳　涛　兰　春
出 版 人：潘晓山
责任编辑：谢俊木子
责任美编：彭怡轩
出版发行：湖南科学技术出版社
社　　址：长沙市芙蓉中路一段 416 号泊富国际金融中心
网　　址：http://www.hnstp.com
湖南科学技术出版社天猫旗舰店网址：
　　　　　http://hnkjcbs.tmall.com
邮购联系：0731-84375808
印　　刷：长沙玛雅印务有限公司
　　　　　（印装质量问题请直接与本厂联系）
厂　　址：长沙市雨花区环保中路188号国际企业中心1栋C座204
邮　　编：410000
版　　次：2025 年 7 月第 1 版
印　　次：2025 年 7 月第 1 次印刷
开　　本：880 mm×1230 mm　1/32
印　　张：8
字　　数：145 千字
书　　号：ISBN 978-7-5710-3533-4
定　　价：64.80 元